健康とからだ

——よりよい身体作り——

積山 敬経 著

晃 洋 書 房

はしがき

　人生をよりよく生き抜くためには，體（からだ）を育する必要があることは言うまでもない．その體を如何に育するかは大きな問題である．人の場合放って置いても決して人間らしい人間にならないことは，インドで発見された狼少女（1920年，カルカッタで発見され，当時アマラ（2歳位）とカマラ（8歳位）．アマラはまもなく死んだが，カマラは17歳まで生きた．日中は暗い部屋の隅で寝るかじっとしているかであったが，夜になるとあたりをうろつき回り，遠吠えをした．カマラは死ぬまでに45語の言葉しか使うことができなかった）の例で明らかである．

　人と成るには，そのものに成るにふさわしい教えが必要である．これを立派に体得したものが成人であることは疑いもないが，現代の成人においてそう呼べる人はどの位いるのであろうか．ただ齢を重ね20年経てば成人として大人の仲間入りで本当によいのであろうか．今一度この人と成ることについて考えてみる必要があるのではなかろうか．

　人と成ることを主眼とした成人教学研修所が生駒山中にあった．この研修所の名称の由来が参考になるので紹介したい．「……人と成る，という意味である．立派な人間になる，人間らしい人間になる，教学の最も大切なことは，人と成ることである．これを身に体しないと，形は人であっても，本当の意味の人といえない．特に文明が頽廃した世紀末的時代の今日のようになると，人間が非常に堕落して参る．この文明，この社会，この民族を救うためには，どうしても人と成るということが何より大事である．……」この人と成るための道とは一体何であるのかといえば，先哲や聖賢の学問を学び，これを現在にアレンジし実践していくことである．別な言い方をすれば，学んだことを生活の中に生かすことが大切になる．

　では「どういうことを学べばよいか」という問いに対して，人間が守らなけ

ればならないもの，これなくしては人間世界が成り立たない．つまり，よく説かれるところの道徳や倫理の内容を含む道であろう．その道には，人を殺すな・傷つけるな，人の物を盗むな，人を侮ったり・落とし入れたりするな，人を敬え，善いことは見習うなどであろう．しかし，現在は軽薄な知識や小利口的技術ばかり関心が集まり，また，物質的な豊かな生活を追い求めるために夢中である．本当に人間が求める究極なものであるか否か自問してみると，どうも違っているようだ．では「それが一体何であるか」といえば，人間においてなくてはならないもの，つまり，人間の根本的要素と言われるものにいきつく．これらは儒教で謂うところの「仁義礼智信」と呼ばれるものであり，水や空気のような存在である．自然に備わるような人物であればよいが，多くの人の場合，教えを乞うて学ばなければ修養することは難しい．おそらくこれを学ばずして今の地位についている官僚や政界，財界のトップの者たちが汚職や不正を働き，堕落していく姿を見るとき，人間教育の根源的要素の教育の必要性を痛切に感じさせられる．

　私は，体育教師として二十数年間学生の教育に携わってきた．駆け出しの頃の教育はさておいて，十数年にわたって試みた體の教育を振り返り，今一度まとめてみようと思った．

　最後になるが，いろいろご迷惑をかけながらも終始本書の刊行まで面倒を見ていただいた晃洋書房の丸井清泰氏，今日の體育の礎を指導していただいた大学時代の恩師石井喜八先生，こころの教えを授けていただいている田中忠治先生を始め，ご協力いただいた方々に厚く御礼申し上げる．

　　平成乙酉三月

　　　　　　　　　　　　　　　　　　　　　　　　　　　積山　敬経

目　　次

　はしがき

序　章　健康体への扉 …………………………………………… 1
　　1　一人一人は選ばれた尊い存在　(1)
　　2　仲間としてのつながり　(2)
　　3　人体の不思議　(3)
　　4　人生過程を考える　(5)
　　5　人生観について　(7)
　　6　日本人の平均寿命　(9)
　　7　自殺の推移　(12)
　　8　学ぶことは何か　(14)
　　9　学校教育の流れ　(18)
　　10　忘却について　(19)
　　11　寸暇を惜しむ　(20)

第1章　体育について ………………………………………… 23
　　1　体育の実態　(23)
　　2　体育としての取り組み　(24)
　　3　体育の意味について　(25)
　　4　体育の変遷　(26)
　　5　体育の目標　(27)

第2章　健康について ………………………………………… 29
　　1　健康の意味　(29)
　　2　健康の概念　(30)
　　3　国民健康の指標　(31)

4　健康日本21　（33）

　　5　こころの健康　（34）

　　6　歯の健康　（35）

　　7　健康に関する課題　（37）

第3章　体力について ……………………………………………… 45

　　1　体力の意味とは　（45）

　　2　体力の分類　（46）

　　3　生涯の中での体力の推移　（47）

　　4　体力の定義　（48）

　　5　知力の定義　（48）

　　6　体力と知力の対比より　（51）

　　7　体に関する課題　（52）

第4章　からだの生理学 …………………………………………… 55

　　1　筋肉系について　（55）

　　2　神経系について　（61）

　　3　循環系について　（65）

　　4　呼吸系について　（72）

　　5　排泄系について　（78）

第5章　栄養と代謝 ………………………………………………… 85

　　1　栄養の概念　（86）

　　2　栄養素の種類と作用　（86）

　　3　栄養素のカロリー値およびその摂取量の割合　（94）

　　4　食品群の種類とその特色　（95）

　　5　健康づくりのための食生活指針　（98）

　　6　身土不二の法則　（99）

　　7　加工食品とその他　（100）

　　8　食する事について　（100）

　　9　エネルギー代謝　（101）

10　生活調査の必要性について　(*108*)
　11　飲食にまつわる雑学　(*115*)

第6章　トレーニングについて　……………………………*127*
　1　練習について　(*127*)
　2　トレーニングについて　(*129*)
　3　トレーニングの方法　(*148*)
　4　トレーニングの分類　(*154*)
　5　トレーニングにまつわる雑学　(*159*)

第7章　休養に関して　……………………………………*163*
　1　休養について　(*163*)
　2　疲労に関して　(*167*)
　3　睡眠に関して　(*171*)

第8章　疾病に関して　……………………………………*179*
　1　疾病について　(*179*)
　2　疾病発現について　(*180*)
　3　疾病の現状　(*182*)
　4　生活習慣病　(*183*)
　5　性病について　(*186*)
　6　病に関する雑学　(*188*)

第9章　救急処置　…………………………………………*193*
　1　一般的応急処置　(*194*)
　2　スポーツにおける外傷と障害　(*195*)
　3　外傷に対する応急処置　(*195*)
　4　救急蘇生法　(*199*)

序　章

健康体への扉

1　一人一人は選ばれた尊い存在

　私自身という存在がどんな過程を経て今日に至ったか考えたことがあるだろうか．非常に単純化した性的な観点から見ても，自分の父と母の非常に不可思議としか捉えようのない過程を経てきている．父親の精子と母親の卵子が結合して受精卵となり，これが減数分裂を繰り返し，組織や器官を形成し1個の生命体として誕生し，成育してきた．受精卵となるには，男性の射精という行為で3‐5 mlの精液がでる．精液1 ml中に精子は通常1億個あるとされている．少し余談になるが，最近の若者はこの精子の数が減っているといわれている．1 ml中2000万個をきると不妊となるそうである．

　女性の卵子は，卵巣に10万‐20万の卵細胞がありこれが成熟し，卵子として1月に1つ出される．つまり，精子の3億‐5億分の1と卵子400個分の1個と出会う．その出会いたる確立は，天文学的数値となる．しかし，この出会いが1回で結ばれることは稀で，数回，数十回否数百回の行為により成立する．そこを勝ち抜いて生命を獲得し，育まれたその代表がここに集っている．

　その1人1人にかせられた使命感は一体何であるのだろうか．それぞれが素晴らしい能力を授かってきているはずである．これをどう生かすかは育てる者たちの影響はもちろんであるが，

> 縁は求めざるには生ぜず
> 内に求める心なくんば
> たとえその人の面前にありとも
> ついに縁を生ずるに到らずと知るべし
> 　　　　　　　　　　　森信三

本人の自覚と努力にゆだねられることとは言うまでもない．その点を今一度よく考え，どういう人間になるかしっかりした志を立てて人生を切り開いていくことが肝要である．

2 仲間としてのつながり

　自分がこの世に存在している意味とはなんだろうか．自分が今いるということは千古万古から受け継がれた生命や民族の精神を継承している．また，これから先の千世万世へ継承される歴史的尊き生命を伝達する立場にある存在でもある．

千古万古 ⇨ 現在の自分 ⇨ 千世万世
歴史的生命のつながり過程

では自分が存在するためには，父親と母親が存在しなければならない．また，父と母がそれぞれ存在するためには，また，両親が必要である．つまり，一代遡ると，2人．二代遡ると4人．十代遡ると1024人．二十代遡ると100万人以上が，三十代遡ると10億人以上が関係していることになる．この脈々として続いてきた生命の受け継ぎにより成り立っている．この生命は，これから先も継承されていくものと考える．

　ところで日本は，神武天皇が奈良の橿原の地に国を開いて皇紀2667年になる．今上天皇は125代目に当たり，どの国よりも最も古い国歴を持っている．最初の成立は多少フィクションじみた観もするが，それはそれとしてさて置いて，この観点からわが民族を振り返ってみれば，互いが一民族として民族的つながりもあるのではないかと考えても不思議ではない．万世一系の国として，互いが共存共栄の精神で助け合い，励まし合い，協力し合いながら国を築きあげてきたことを，この点から考えれば容易である．そういう日本民族としての自覚を今一度大切にしなければならないのではなかろうか．

3 人体の不思議

　人の体は50兆の細胞からなり，それぞれが器官や組織として役目を分担している．例えば，骨格系，皮膚系，神経筋肉系，呼吸循環系，消化系，代謝系，排泄系，内分泌系，生殖系などである．これらは互いに緊密な関係を保つ一方で独自にも調節している．これらの営みが良好であれば健全な生活を送ることができる．脳細胞を除いて他の細胞は，ある周期ごとに破壊と再生が繰り返され，正常な組織・器官の運営が営まれている．これら細胞の分裂・再生は，およそ50回行われるそうである．

　　細胞がその器官の働きを調和させ，合目的に機能し，低次元の目的はより高次元の目的を目的として調和しながら，無限の生命の連続の中で，個体の生物時間を生きつくす歩みをしているのである．細胞もまた個体のごとく細胞自身の寿命を満足せしめながら，ものによっては50世代の世代交換を繰り返して消滅していく．かくて個体の寿命は細胞の世代の総和とみなすことができる（渡辺俊男『生きていることの生理学』杏林書院，1995年 pp. 5-6）．

　しかし，脳細胞だけは成育の完了（約140億個）後，平均して1日10万個ずつ死滅していくと言われている．現在の日本の平均寿命は80歳，平均寿命まで生きたとすると，単純に計算してみてもおよそ22億個が死滅することになる．年をとると脳が軽くなることもうなずける．脳細胞自体は減少していくけれども，脳の機能そのものは脳細胞間をつなぐ脳神経線維の発達により保持或いは発展させることができる．その過程を図で示した．この脳神経線維は，若いうちは意識しなくてもある程度は発達するが，しっかり使えば驚くほど発達し，また能力が身につく．例えば，江戸時代に活躍した，山鹿素行を始め橋本

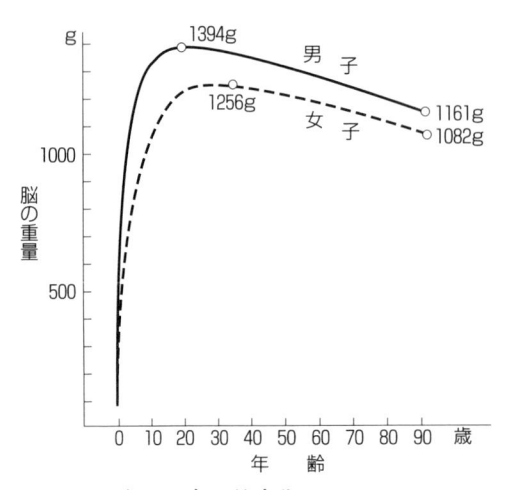

図1 知能の年齢的変化（藤田らによる）
（出所）　高石昌弘，宮下充正『講座・現代のスポーツ科学　スポーツと年齢』大修館書店，1977年，p. 46.

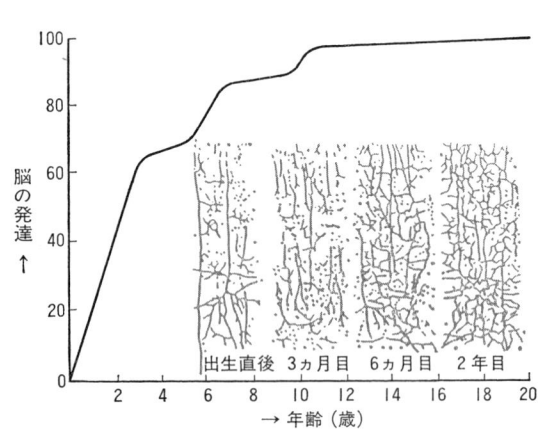

図2　年齢による脳の発達の状況
（資料）　時実利彦『生理学体系Ⅴ　脳の生理学』医学書院，1972年．
（出所）　渡辺俊男『生きていることの生理学』杏林書院，1995年，p. 51.

左内，吉田松陰は，6歳から8歳ごろまでに四書（論語，大学，中庸，孟子）五経（易経，詩経，書経，礼記，春秋）をすでに学び，十代では藩校などで講義をしている．石井勲によれば幼い幼児でも驚くほど漢字を覚え理解することから，早期からの漢字教育の有効性を主張している．

脳神経線維は40歳ぐらいまでは発達するが，その後60歳ぐらいまでは一定の脳神経線維数を保ち，その後は減る一方であることが知られている．例外はもちろんあるが，一般的には壮年から老年にかけては，使わなければ或いは訓練しなければ能力は著しく衰える．この衰えが特に老人においては，これがボケの一原因として挙げられている．

これは壮年から老年における問題だけではなく，若くても使わないでいると神経線維の発達が不十分となり，物忘れをしやすく，また考える能力が乏しくなってしまう．最近，激しい物忘れや簡単な操作・作業が覚えられない若者が脳神経外科病院を訪れて

いる．脳細胞・組織それ自体には問題がないが，脳を流れる血液量が部分的に低下している．この原因として，テレビゲームや電卓，携帯電話などあまり頭を使わなくなった生活により，脳機能が低下したためであると指摘されている．便利な道具に頼りすぎる現代において，若年性健忘症はますます増える傾向にある．

4 人生過程を考える

自分の生誕から死に至る過程を考えてみたことがあるだろうか．これはライフサイクルとも呼ばれる．幼児・少年期，青年期，成年期，壮年期，熟年期，老年期そして死へと向かう．これを総合能力として捉え図で描いてみた．

青年期までは著しい上昇カーブを示す．成長過程において身体の発育と精神の発達，性や自我に対する芽生え，社会や親に対して反抗的態度を取るなど心身のバランスが不安定になり，或いは崩れる思春期がある．悩みが多いにある時期ではあるが，これから輝かしい未来が前途に開けていることも確かである．

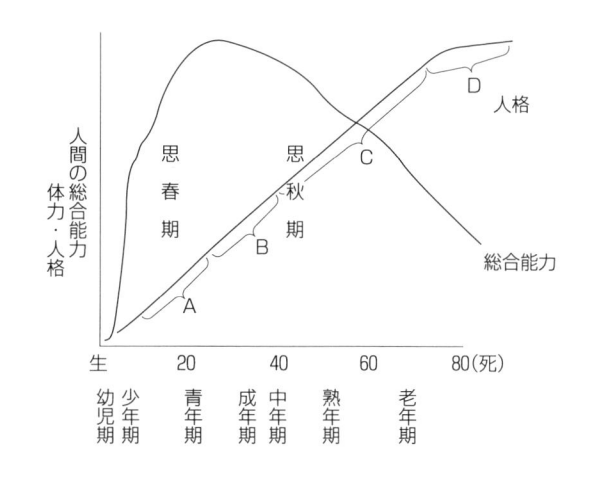

仏教	成劫		住劫		壊劫	空劫
五計	生計	身計	家計		老計	死計
人格		A 柔軟性	B 敢為性	C 重厚性	D 円熟性	
季節	春		夏	秋	冬	

図3　各自の人生過程

(出所) 水野忠文『体育教育の原理』東京大学出版会，1973年，p.3を参考に積山作成．

青春から成人へと体力，気力ともエネルギッシュな時代を過す．それから中年期までは総合能力を維持するかわずかずつ低下していく．この頃から目の調節機能が低下し遠視になり，疲れが出やすくなり，消化能力が落ち，諸機能の低下が始まる．女性においては閉経が見られ更年期障害が始まる．

社会的には中間管理職となり責任と期待が大きくストレスが強い時期でもある．そのためついつい無理をしてしまい体調を崩しやすい．諸機能の低下やホルモンのアンバランスや精神的ストレスなどにより心身のバランスを崩しやすい．また，定年や老後のことを考えると余り明るさを感じられない時期でもある．この時期を思春期に対して思秋期と呼ぶ．しかし，思秋期は現れ方が人様々でなかなか規定しにくい．

社会的には熟年期を終える頃になるとかなり能力低下が現れる．この時期が会社での定年退職や還暦の時期に相当する．この時期を過ぎるとしっかりした目標や目的をもっていないと著しい能力低下を引き起こしてしまう．免疫力の低下や足腰が弱りやすくなるのでいっそう心掛ける必要がある．

仏教では生まれてくることを成劫（じょうこう）といい，この世に暮らすことを住劫（じゅうこう）といい，衰え死に近づくことを壊劫（えこう）といい，死後の世界を空劫（くうこう）という．

五計は南宋の官吏であった朱新仲の教訓の中に説かれている．生計とはいかに生きるべきかを生理・養生の問題，飲食習慣として取り上げている．身計は職業生活，社会生活の問題を取り扱いながら自己を修養し自立していく身（からだとこころの意味を含む）を計る．家計は一家を構えてこれをどういう風に治めていくかを説いている．老計は人もいずれは老いていくがいかにより良く老いていくかが大切で，晩節を汚すことの無いように計らねばならない．つまり，いかに人間としての生き方を考えるかである．死計は死に処するあり方（武士道で最も大切なものとして修養させた）や死んだ後のこと，つまり，今日的に言うならば遺産相続など予め決めておけば争いごとも生ぜずうまくいくものである．

人格的なものとしては，青年期においては特に柔軟性のある性格．成年期においては仕事や事業を敢為に推し進めるバイタリティある性格．熟年に達すれ

ば重厚さのある性格に．熟年から老年期にかけては円熟味のある性格ということになろう．大原健は「人格は教えられて形成されるものではなく，自から学んでおのずから形成されるものだ」と説いている．人格は自ら体験を通じて確立されていくものであり，その人の独自性が備わってくる．

　また，人生を四季に置き換えてみるのも面白いと思う．生命が躍動する春，特に青春といわれるように活気満ち溢れている時代である．青年から成年期にかけて燃え上がるような朱夏の時代．熟年から老年期にかけ実り多き白秋の時代．つまり，子供たちの結婚独立や定年退職によりこれまでの人生を白紙に戻し再出発を意味すると考えてもよい．老年から死にかけての玄冬の時代とあてはめることができる．

　この過程の中で如何に体験し，学ぶかである．そのためには今という時代（ライフステージ）を如何に「日々好日」に過ごすかが大切になる．まず，自分の本質を問うことも大切であるし，また，広い視野で自分を省みることも必要であると思う．さらに，未来の自分の姿を描いてみることも大事であると考える．

　各自の人生を描くための基本として参考になるのが思考の三原則である．華やいだり豪華なものではなくその本質的要素，つまり，枝葉末節的にものを見るのでなく，根本的本義の観点から捉える．また，一方的，一面的，片面的に見るのではなく全面的・多面的に見つめること．さらに短期的，短絡的な視野で捉えるのではなく長期的・遠慮（遠きを慮る）的な立場から捉え考えるようにする．以上の観点は人生設計のためには非常に大切なことであり，常に心掛ける必要がある．

5　人生観について

　我々は人生にいきずまったとき，あるいはふと物思いにふけったとき「自分

の人生とは一体どんなものであり，何をしようとしているか」などあてもない思いの世界を漂うこともあるのではなかろうか．では己の人生を問い直し，今後のことを考えてみるとき漠然として思いがまとまらない．そこで人生観について「生き方の扉」笹沢佐保の記事を紹介し，これを参考にしたい．「近頃，独自の人生観を持たない日本人が多くなったという．若者はその日その日の充実感が得られたらそれでよしとする．中年になると保身と利益を重視して，生きていくというだけの現実を優先させる．初老の人々は，趣味を大事にして潤いとゆとりある生活を望み自然に情緒を追い求める．さらに年老いるとひたすら健康と長寿を願うようになる．こうした傾向が強まったことから日本人は確固たる人生観を持たなくなったそうだ．」これは，大東亜大戦に破れ，アメリカ中心の国際連合軍の占領政策により，日本古来より継承してきた伝統・文化や歴史を抹殺した個人主義・自由主義を教育に取り入れてきたことが背景にあると思う．民族としての誇りが教えられないまま育った結果，精神的なバックボーンがなく，そのため将来にわたる展望が開けないのではないか．また，わが存在だけに限ってしまい，わが欲得のためにあくせくし，その場限りの満足に走ってしまっているのではなかろうか．このようなことが人生を非常に希薄なものにとしてしまっているものと思われる．

　この世の中は，自分の思うようになかなか行かないのが常である．『羊祜』の中に「人生には思い道理にならないことが七，八割ある」と書かれているように昔から同じように感じてきていたことがわかる．思い通りにならない人生ではあるが，「人生は白駒の隙を過ぐるが如し」『十八史略』と，さして長くもない人生を有意義なものにするためにはどうすべきかを考えてみなければならない．人生観をしっかりしたものにするためには，森信三が指摘しているように「私は真の人生の出発は『志を立てる』ことによって，始まると考えるものです．古来，真の学問は，立志を以ってその根本とすると言われてきたのも全くこのことでしょう．人間は如何に生き貫くべきであるか，という一般的心理を自分自身の上に落としてきて，この二度とない人生を如何に生きるかという

根本的目標を打ち立てることによって，始めて私たちの真の人生は始まると思うのです.」と，人生の出発に際し，志を立てることが大切であることを強調している．また，人生観を考える上で，家訓も参考になると思われるので記載しておく．

徳川家康の家訓は「人の一生は重き荷を負うて，遠き道を行くが如し，急ぐべからず．不自由を常と思えば不足なし．心に望みおこらば，困窮したる時を思い出すべし．堪忍は無事長久の基，怒りを敵と思え．勝つことばかり知りて，負ける事を知らざれば，害その身に到る．己を責めて人を責めるな．及ばざるは過ぎたるよりまされり」．

また，伊達政宗の家訓は「仁に過れば弱くなる．義に過れば固くなる．礼に過れば諂いとなる．智に過れば嘘をつく．信に過れば損をする．気長く心穏やかにして，万に倹約を用いて金を備ふべし．倹約の仕方は不自由を忍ぶにあり．この世に客に来たと思えば何の苦もなし．朝夕の食事うまからずともほめて食うべし．元来客の身なれば，好き嫌いは申されまじ．今日の行くをおくり，子孫兄弟によく挨拶をして，しゃばの御暇申すがよい」．

人生をよりよく生きるためには，明らかな目標を持つと持たないのでは，人生を過ごす上で雲泥の差となってしまう．日々の生活に追われながらの営みではあるが，わが人生の根本に立ち返り，広い視野と長期的な展望に立って考えてみることも必要ではなかろうか．

6 日本人の平均寿命

日本人の平均寿命は平成 28 年簡易生命表によると男性 80.98 歳，女性 87.14 歳となった．前年からの伸びは男性 0.23 歳，女性 0.15 歳で，いずれも過去最高を更新した．世界トップクラスの長寿国で男女とも香港に次ぐ 2 位であった．

図4（1）日本人の平均寿命

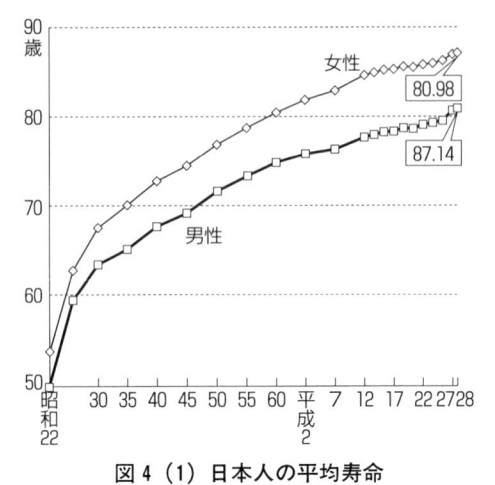

（出所）『国民衛生の動向・厚生の指標』2017年を元に著者作成．

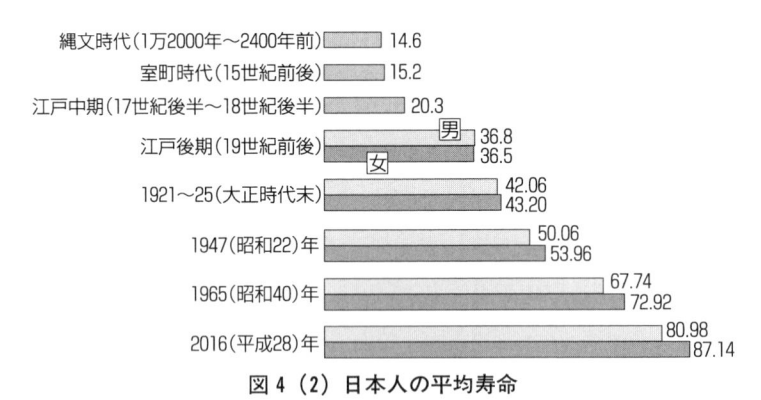

縄文時代(1万2000年〜2400年前)	14.6
室町時代(15世紀前後)	15.2
江戸中期(17世紀後半〜18世紀後半)	20.3
江戸後期(19世紀前後) 男	36.8
女	36.5
1921〜25(大正時代末)	42.06 / 43.20
1947(昭和22)年	50.06 / 53.96
1965(昭和40)年	67.74 / 72.92
2016(平成28)年	80.98 / 87.14

図4（2）日本人の平均寿命

（出所）『産経新聞』2003年5月11日付を一部修正．

　平均寿命が伸びに転じた要因は，乳幼児死亡率が，出生千人当たり1.0人（2015年）と低い．また，生活の向上により衛生面や栄養面がよくなったこと，医療技術の進歩のほか，インフルエンザの流行など特殊な要因が少なかったためという．感染予防に対する対策が確立したことなども指摘されている．しかしながら死亡の原因としては男女とも，悪性新生物（ガン），心疾患，脳血管疾患の「三大疾患」いわゆる生活習慣病で死亡する確率が53％を超え高くなっ

ている．これに次ぐものが肺炎，不慮の事故，自殺となっている．

　65歳以上の高年齢者は，3384万人で5年前に比べ426万人増加，総人口に占める割合26.7％で，人数，割合とも過去最高を更新した．75歳以上は1637万人と1000万人を超え，総人口の12.9％を占め，確実に高齢化社会に突入している（平成27年度）．ここで大切なのは，長寿になることは望ましいけれど，人の介護を受けながら生活を続けるのではなく，自ら自主自立した生活が営まれるような生活習慣を確立できることが大切である．

　「平均寿命」はある年度に生まれた子供がいつ生存率50％になるかという予測値である．昔は感染症などで乳幼児期に死亡することが多く，それが平均寿命を下げていた．縄文時代は幼児期までに半数近くの子供が死亡した．室町時代で活躍した織田信長は「人生50年」と言っていたが，この時代の平均寿命は20歳に満たない．江戸後期で30歳代の半ばを超え，明治時代になって40歳代になった．人生50年になったのは昭和22年のことだった．

寿命は人間の力で伸ばすことができるか

　動物の寿命は，成熟にようする期間のおよそ6倍であるといわれている．したがって，人間の場合，成熟までおよそ20年間かかるとすれば120歳ぐらいまでは寿命があることになる．今日の平均寿命が80歳ぐらいであることから察してみれば本来の寿命より劣ったところで終わっていることになる．

　寿命に関した研究が，線虫という虫を使いエサに含まれる補酵素Qの影響で調べられた結果，含んでないエサで育てられた虫がそうでなかった虫に比べ60％長生きした．これは人間に使えるか定かでないが伸びる可能性があることを物語っている．また，「潜在酵素の使い方」いかんによって短命にも，長命にもなる．短命な人は，潜在酵素を毎日多く使いすぎるため早くから病気になり命を縮めることになる．長命な人は，潜在酵素を節約しながら使用するため長生きする．潜在酵素の節約方法としては，生きた酵素が豊富に含まれる「生の食べ物」を摂ることがよい．生の食べ物を摂ると，胃の上部で食物自体

による消化（予備消化）が進み，消化に使う体内の酵素（消化酵素）を大幅に節約できる．

運動習慣は寿命を延ばすことができるか．これは寿命を延ばすことができるそうで，ラットを用いた動物実験とヒトを対象とした調査結果から裏づけられた．ラットの実験では，運動するグループと何もしないグループに分けて行われ，運動グループが3‐4カ月長生きした．また，ヒトを対象とした調査は，アメリカのダラスで1万3000名が参加して行われた．体力測定で5段階に分けられ，その後8年間にわたって死亡率を調査した結果，死亡率は体力の高いグループで低いことがわかった．

ところで半寿と言う言葉があるが，ご存知だろうか．半を文字的に分解してみると八と十と一の組み合わせより成り立っている．つまり，八十一の寿命ということになる．現代人もやっとこのレベルに到達しようとしていることになる．平均寿命は，現在生存している人間を平均してみての数字であるから当然早死にする者もいれば，長寿の人もいるわけで，人口の半数ぐらいの寿命と半寿が重なり合い始めてきたことに何か不思議な面白みがあるように思う．

これより考えれば，伸ばすことは可能であるが，現在のストレス社会や環境破壊，さらに食品に含まれている食品添加物・残留農薬・抗生物質の成分などさまざまな諸要素が影響していることを考慮すれば，必ずしもそうなるとはいえないものと思う．

7 自殺の推移

平成27年1年間の全国の自殺者は2万4025人で，平成12〜3年度は2年続けて減少はしたものの，その後はまた増え続け15年度はついに過去最悪になった．また，15年から23年まで3万人を超えたことが警察庁のまとめでわかった．最近の自殺の特徴として「経済・生活問題」が動機と見られる自殺者も

図5 自殺者数の推移

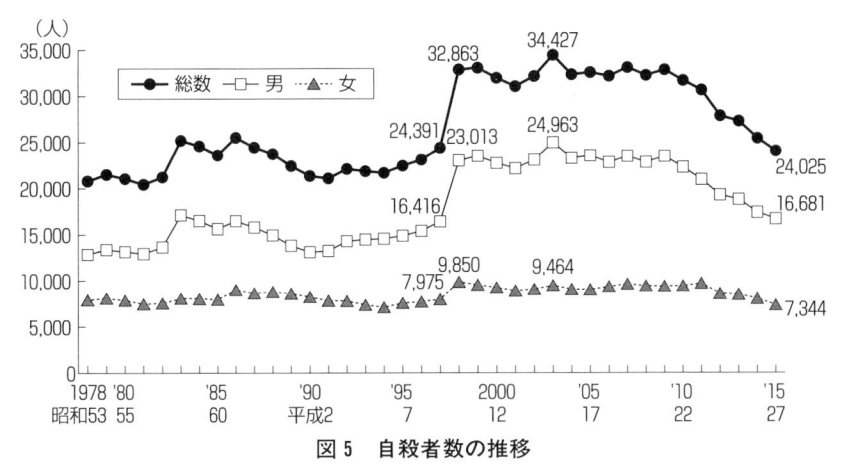

資料：警察庁「自殺統計」より厚生労働省自殺対策推進室作成．

12年連続して6000人を超え，平成15年度は8897人と統計を取り始めた昭和53年以降，最悪を更新した．不況，リストラなどの影響が深刻化していることが浮き彫りになった．

　性別では，男性が約72.5％を占めて2万4963人，女性は9464人．年代別では，50歳代で18.8％，次いで60歳代18.6％，40歳代16.3％，30歳代14.5％の順である．年齢別に見ると40代から60代前半にかけてが自殺率は最も高い．

　この動機別では，病苦など「健康問題」約49.9％，「経済生活問題」23.5％（負債，事業不振，生活苦，失業）「家庭問題」14.2％，「勤務問題」8.2％であった．

自殺あるいはその行為をどう考えるか

　日本人は自らの責任を取る最終的手段として，「自らの命を絶つ」という手段をとることが多いように思う．あるいは自分の潔白を自らの死を持って示すこともある．これは日本文化の特徴の1つであるように思う．封建時代に領主から土地を授けられるとその土地を一所懸命に守ろうとした．この一所懸命は，土地に命をなげうってまで守ろうとするもので，今日的に言えば，国の領土を

守る職種の人々がこれにあたる．また，江戸の終わりから明治にかけては，上役の命令に報いようと一生懸命任務を行っていた．自分の命を懸けてやり抜く，守り通そうとすることを意としている．このような伝統的精神が受け継がれていることも影響しているのかも知れない．

自分の生命というものは，この世の中において唯一無二のものであり，何よりも大切にしなければならないものであると思う．辛酸をなめ，恥辱にあったとしても，常に真摯な態度で暮らしていれば必ず事態は好転するものである．時には居直り，投げ出してしまうこともあってもよいのではなかろうか．

「青春に大切な心掛けの一つは，人生の物事を浅薄，軽率に割り切らないことです．人生というのは，非常に複雑な因，縁，果，報の網で変化きわまりないものがあります．人間がこれを軽々しく独断することは，とんでもない愚昧であり，危険であるといわなければなりません．」安岡正篤

「人は必ず死ぬ．そこから人生を考えよ．」「人間は誰しも死は怖い．私もそうだ．だが死を迎えるその日も私は今日のように経を読んでいるだろう．意に沿わない人生を送った者は，死の直前自分の人生を振り返って慌てふためくだろう．そうならない人生を送らなくてはならない．」片岡鶴太郎

「感慨して身を殺すは易く，従容として義に就くは難し」近思録

一時の感情にかられて死を選ぶのは比較的やさしい．ゆったりと落ち着いて正しい道を踏み行うことは案外難しいことである．

「好死は悪活に如かず」通俗編

かっこいい死に方や天晴れな死に方よりもたとえ惨めな見苦しい生き方のほうが優っている．いずれ好転することを信じ生きていくことが何よりも大切である．日本にも「死んで花実が咲くものか」のことわざがあるがまさにそれである．

8 学ぶことは何か

　学ぶという文字の成り立ちは，「まねぶ」ということが語原である．しっかり真似ることが基本である．また，これを繰り返すことにより慣れが生じ当たりまえになる．この習慣の構築される過程こそが非常に大切であるが，案外この点が疎かにされているように思う．これを別な言い方をすれば慣れて平気になる．つまり，日常生活において習慣化させることであり，それがひいては人生そのものが習慣の織り成す織物のごとく作りあげられていくことである．

　学は略字であり正字は學である．學の解字は，形声．甲骨文の𦥑は意符の臼（てぶり，みぶり）と音符の爻（ならうの意＝效）．篆文の斅は，意符の攴（木のむちを手に持っているさま．強制の意を含む）音符の學（倣うの意＝效）とから成る．つまり，學は手振り，身振り倣うの意．斅は，むちを持って手振り身振りを倣わせる意．古代では，子どもに儀礼の手振り身振りを教えるのが教育であったことから，𦥑に子が増し加えられて，學の字になった（尾崎雄二他『角川大学源』角川書店，1992年）．

（1）学問とは

　我々が学問をするということを何気なしに行っているが，本来学問が意味するところは一体何であるのか，聖賢の教えを紐解いてみた．「学問をするということは，自己を解脱向上させることである．本当に学問をするということは，物を知ることを通じて物になりきって，それを自分の身につけて自分を日々新たに又日に新たなりという風に解脱向上していくことである」と安岡正篤は説いている．『大学』の中に「格物致知」の熟語があるが，王陽明はこれを物を格^{ただ}して知に至ると解した（陽明学解釈）．物の性質を研究し正しい真理を究め知識や智慧に至るのである．ものと一体化し，渾然一体化してしまうことである．

学問の心得を荀子は次のように説く．「夫れ学は通のために非ざるなり　窮するも困（苦）しまず　憂へて意（心）衰へざるが為なり　禍福終始を知って惑わざるが為なり」と．学問は，職業を得るためにするのではなく，行き詰ったときに苦しまず，憂いにあったとき心が衰えないようにする．物事のめぐり合わせを知って惑わない精神を作り出すことである．さらに，学問をやる者の根本においては，どこまでも自然と人間，天人に対して敬虔であり，常に成事に対しても真剣にまことに無我になって学んでいかなければならない．本を務める「本務立大」をやらなければ学問をやっても毒になる．修業しても損なわれる．また，安岡正篤は「我々は根本に於いて思想学問を振興して，道義を重んずる風習をもっと盛んにしなければならぬ」と指摘している．

　学問に志し方を江戸時代の碩学者中江藤樹は「人間，学問を志すというのは道に志すものでなければならぬ．ところが今の学問は，己の知恵を磨くより人にほめられたいという名誉心，はなはだしきは，金銭のために学問をするということでは，その志たるや実に卑し．実に卑し」と述べている．

　学問に進む道と題して室町末期の南学派の祖である南村梅軒が書いた一文がある．「学に進むに漸あり．速やかに成らんことを欲するなかれ．唯順々として已めざれば則ち遂に必ず得る所あり」．学問や教育の要旨は自得させることにある．速成は不自然であり無理なことが多い．何でも勤勉にこつこつ根気よく努力を続けていくことに限る．たとえ，できが悪い者であってもそれなりに魅力が出てくるものである．俄作りではどんなに器用に見えても必ずだめであり本物にはとうていなれない．

　しかし現代社会では，勤勉に勤め努力することを褒め称えることが少なくなったように思う．これは間違いであり，改めなければならないと思う．朱子の白鹿洞書院の教条には学ぶことから始まって行うという行為を持って終わることをまとめた文がある．学博，問審，思慎，弁明，行篤の五句から説明している．

朱子の白鹿洞書院の教条
学博：博く之を学び
問審：審らかに之を問い
思慎：慎んで之を思い
弁明：明らかに之を弁じ
行篤：篤く之を行う

（2）学ぶということをどう考えるか？

　学ぶということはいつでもできると思いつい先延ばししがちであるが，これを戒めたものを少し紹介し，まず考えてみたい．朱熹が書いた『学を勧むる文』「謂う勿れ　今日学ばずとも　来日有りと　謂う勿れ　今年学ばずとも　来年有りと」今日勉強しなくても，明日があるからといって怠けてはいけない．今年勉強しなくても来年があるからといって空しく月日を過ごしてはならない．

　ドイツ語にも "morgen, morgen, nurnicht heute!　Sprechen immer träge Leute".「明日やる，明日やるといって，明日になれば又明日やる，まあ今日だけだといつでも怠け者はいうのだ」東洋，西洋をとわず，人類はものごとを先延ばしにする傾向があり，これを戒めなければならない．

　若いときに無駄に過ごすと，結局，年老いた後に嘆くことになる．『愚成』「少年老い易く学成り難し　一寸光陰軽んずべからず　未だ覚めず池塘春草の夢　階前の梧葉已に秋声」月日が経つのは早く，自分にまだ若いと思っていてもすぐに老人になってしまう．それに反し学問の研究はなかなか成し遂げ難い．だから，寸刻を惜しんで勉強をしなければならない．時の流れは人を待ってくれず，それだけに充実した時を過ごさなければならないことを言っている．

　私自身のことについて少し触れると，職業柄少しでもより良い教えができるように専門的な知識や技術の習得，また，関連した分野の研修会や講習会に参加している．これとは別に己の本質，人間のあるべき姿を追い求め，いろいろな勉強会に参加し学んでいる．これらの勉強会は，古からの教えをベースに現代風の解釈を加えて講義あるいは議論で行われている．参加者の年齢層は幅広く，しかも職業も地位も様々である．そんな中で学んでいると教員・学校組織という非常に狭く，しかも非現実的な面が多いことを思い知らされる．学ぶことを通じて，自分の足りなさをつくづく思い知らされる．一方で真剣に考えていると，ふと問題解決の糸口やそのものの意味合いなどわかってくることがある．このような学びかたができたおりには非常なる喜びを感じる．

「花園天皇宸記にのたまわく，およそ内外和漢の書反復これを読めば必ずその義を知る．義において疑い無しといえども，再三乃至数回に及んで必ず道義の心を染むる有り．手の舞い足の踏むを知らざるの心自然にして来るものなり．書を読む者は必ずこの心を以って稽古すべきなり」

以上，学問は謙虚に学ぶ姿こそ大切であり，一生すべきものであると思う．

9 学校教育の流れ

　生まれてから社会に出るまで教育機関で過ごす中において，それぞれの年数とそこでの呼ばれ方について考えてみる．まず，胎児，乳児，幼児，児童，生徒，学生と呼ばれ方が変わっていく．胎児から児童までの共通文字としては児である．この児の解字としては，体の小柄な柔弱な人の意．ひいて，子供の意に用いる．幼くて親の保護の下，管轄下で育てられる．小学生になるとまだ親の影響が大きいものの次第に友達や先生の感化を受ける割合が増してくる．

　中学生や高校生を生徒と呼ぶが，この「徒」の解字としては道路を踏み歩く．つまり，人としての道を歩むことを教わる段階である．また，徒には，仲間やしもべ（従う）の意がある．これらのことを考え合わせると生徒は，生きることに従う道を教わり導かれる過程であると解釈できる．

　大学生は学生と呼ばれている．まさに，「より善く（良く，好く？）生きるために学ぶ」ということである．そのためには自主的・積極的に学んでいく態度が必要である．高校までの先生のことを教諭といい，教えを諭すことであったが，大学では教えを授けるという教授となっている．それぞれの意図が異なることが垣間見える．

　この幼児から学生（4-8年間）に至る，それぞれの年数は6年間として設定してある．この6年間という数字にどんな意味があるのか定かではないが，何

か意味深いものがあるのではないかと感じさせられる．また，以前からの疑問であるが，英語でティーンエイジといわれるが，ここで言う生徒以上がこれにあたり，児童である 11，12 歳はイレブン，ツウェールブでティーンはつかない．これも何か意味めいたものを感じる．

	保育・幼稚園	小学校	中・高等学校	大学	
10 カ月	1 年間	6 年間	6 年間	6 年間	4 - 8 年間
胎児→←乳児	→←幼児	→←児童	→←生徒	→←学生	→←社会人 →

10 忘却について

　最近，人と会っても顔はわかるが名前が出てこないことや，約束したことを忘れたり，ある事柄やそれに関する名前が思い出されないことがある．早くもボケが始まったのかと落胆することがある．この忘れるということは一体どうゆうことなのであろうか．これを学習過程から振り返ってみる．学習課程では，単純に言って教わったこと習ったこと学習したことを「記憶するか，忘却するか」である．この学習に於いて，これまでに検証されたものがあるので紹介する．

　①無意味綴りなものを記憶するための反復回数は，有意味綴りに比べ 9 倍を要す．
　②無意味綴り字数の増加により，所要反復回数，所要時間も大幅に増えてくる．
　③一旦記憶したものを忘却する割合　1 hr → 56 %，9 hr → 64 %，24 hr → 72 %，31 day → 79 %
　④睡眠時は覚醒時より保持がよい．

　忘却を防ぐためには，覚えようとすることを出来るだけ意味あるものにし，またそれに関連することをできるだけ多く取り入れ，そして時々反復する．それをもとに新たなる物を作り上げてみるなどすると記銘しやすい．また，絵や

書画，彫刻などの空間的認知能力や音楽や映画などの時系列認知能力をつかさどる右脳を有効に利用すると記憶も簡単になり，しかも忘却しにくくなる．

忘却は必ずしも悪いことではなく，自分にとって不必要な情報はいかに忘れるかも大切なことである．しかし，つまらぬ事をいつまでも忘れずにいることもよく経験する．情報社会の現在において，情報をいかに整理し，覚えておくべきものと忘れてしまうものをセルフコントロールすることがますます必要になってくる．

11 寸暇を惜しむ

仕事や課題が重なってくると時間がないことを理由に本来やるべきこともやらないことがよくある．そのとき自らの心に「本当に時間がなかったのか」と自問し行いを省みると案外無駄に過ごしていたことに気づく．これとは反対に忙しい中にも時間をやり繰りし，仕事や問題をこなすばかりか自分の趣味や教養を高める時間を見出すこともある．これは「忙中に閑有り」で忙しい中に暇を持つという心掛けである．このちょっとした暇をどうやって作ればよいかというと，寝る前のひと時読書をするとか格言の１つも唱えてみてそれから就寝に移る．これを枕上という．また通学や通勤で利用する電車，バスなどの乗り物での移動中を読書・思考時間に当てる．これは車上における工夫である．人間誰しも生理現象はあるものでこの時間を利用し気分転換や諺の１つも暗誦してみる時間に当てる．これを厠上という．これら３つは寸暇の工夫として知られた三上（枕上，馬上（車上），厠上）である．

古代中国の書物の中にも似たような一説がある．「大禹は聖人にして乃ち寸陰を惜しめり　衆人はまさに分陰を惜しむべし」『晋書』禹王は聖人として政権をとり治めていたがわずかな時間を惜しんで教養を高めていた．一般大衆もほんのわずかな時間を惜しむようにすべきだ．しかし，なかなかわかっていて

も現実には行動に移せないものだ．できるだけ心掛けて習慣化してしまえば案外苦もなくできるようになる．

一般的人間は暇になると諺にもあるように「小人閑居して不善をなす」わずかな時間を無意味に過ごしていることが多いし，不善をなしていることも案外多い．自らも戒めるように気を付けたいものである．

参考文献
神戸体育・スポーツ研究会『運動と健康生活』遊戯社，1995年．
渡辺俊男『生きていることの生理学．杏林書院』1995年．
尾崎雄二郎ら『角川大字源，角川書店』1992年．
安岡正篤『人間学の進め』福村出版，1987年．
安岡正篤『人物を創る』プレジデント社，1989年．
安岡正篤『人物を修める』武井出奔，1986年．
安岡正篤『偉大なる対話』福村出版，1987年．
安岡正篤『日本の伝統精神』PHP文庫，2003年
安岡正篤『人生の五計』黙出版，1997年．
森信三『終身教授録』致知出版，1987年．
石井薫:日本語の再発見　そのこころと言葉と文字』日本教文社，1988年．
(財)厚生協会『国民衛生の動向・厚生の指標』2018年．
嘉戸脩，坂本洋子『心を揺する楽しい授業　話題源保健,東京法令出版社』1990年．
嘉戸脩『心を揺する楽しい授業　話題源体育』東京法令出版社，1990年．
守屋洋『中国古典　一日一言』PHP文庫，2000年．
時実利彦『生理学体系Ⅴ　脳の生理学』医学書院，1972年．

第1章

体育について

1 体育の実態

　体育の特徴としては，実施した成果が比較的わかりやすく捉えることができる．また，自信をつけさせるには都合がよい．その方法論が学生のニーズと合致すれば思わぬ成果が期待できるものである．

　大学に入学してきた学生たちに，最初の授業で「体育についてどう思うか」と質問すると，一割弱の学生が「大学に入ってまた体育があるのか」と答える．中には，「体育は必要なし」と回答する者もいる．2-3割の者は好意的な内容で答えている．その他多くの学生は「気晴らし．楽しむために．友達作り」と回答している．

　これらの事実を踏まえながらも，大学教育としてふさわしい授業となるように取り組む必要があることはいうまでもないが，これらの学生が半年間受講をした後，「体育を受講してよかった．意義あるものであった」と言わしめてみたいと思い色々試みてきた．

　運動技術や理論を教授し，それを段階的に修得する過程で創意工夫や努力を続けることの大切さもあるが，生涯にわたり健康意識や運動習慣を獲得させることも重要な要素である．授業形態としては出席し，身体運動を通して体験学習をするというものである．俚諺に「やって見せ，云うて聞かせ，やらせてみて，そして誉めてやらねば動かじ」とある．いかに誉める要素を見つけだし，指導できるかが，学生の積極的姿勢を引き出すことにつながってくる．人間と

いうのは叱られるよりも，むしろ褒められることによってやる気も湧くし，成績も上がりやすい．三国志の中に呉の孫権がいるが彼は，魏の曹操や蜀の劉備に比べると地味なリーダーであった．彼の特徴は部下の短所には目をつぶり，家臣の良い面を大切にし，発揮できるように仕向けた．つまり「その長ずる所を貴び　その短なる所を忘る」であった．それにより呉の国をまとめ台頭した．これと同様に，学生の長所をできるだけ見出し，助言・指導してやると積極的に主体的に学習するようになる．また，受講後の評価も好意的なものになっている．

2 体育としての取り組み

　入学してきた学生の体力は，受験のために運動機会を失ったためか体力が落ちている．この体力低下を回復させるためのプログラムがまず必要である．そこで体力アップを目指し，ウォームアップと体力増強を兼ね備えた運動を実施する．腕立て，腹筋，スクワットジャンプを各15回から始め1週間ごとに5回ずつ増やしていく．当初は授業の最初の段階で体力を使い切ってしまい，しばらくは授業にならない者もいる．筋肉痛に悩まされる学生もいるが回を重ねる毎に治まってくる．「継続は力なり」というがほとんどの学生がクリアーするだけの体力を身につけてくることには驚かされる．また，週1回の授業だけでなく日ごろの生活の中に取り入れて

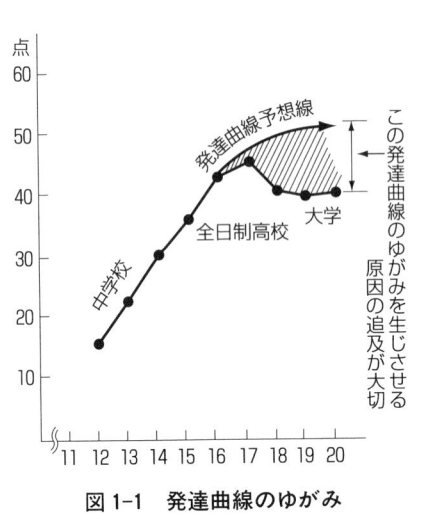

図1-1　発達曲線のゆがみ
（出所）　鎌田章他『生涯体育の科学』遊戯社，1992年．

いる者もかなりいる．人間の能力には使わなければ能力低下が著しくなるものとして，筋力の外に柔軟性や持久性がある．これらも日頃より心掛けて継続的に行う必要を説く．

　体育実技はもちろん大切であるが，また，日常生活に運動科学的な考えを獲得させること，日本思想・文化を支えている漢字や諺などを紹介し，教養を高めることも肝要であると考える．しかし，どちらかというと身近なことには感心を示さず，何か高遠な無意味なことに思いを馳せ参じてしまいがちである．俚諺にも「道は近きに在り　而るに之を遠きに求める」とあるが，身近な心身関連や生活問題に関心を持たせるために，1日の食事調査，身体活動調査からエネルギーの出納問題や栄養素のバランス，運動量の問題など調査しレポートさせる．身近な題材に関心を持たせることにより自らの生活の質の向上を図らせきっかけになるよ努める．また，これに関連した諺や古事として，「飲食をせぬ者はいないが，飲食の意味を知っているものは少ない」(中庸)，「生を養わんとする心を養う」などを例として示す．このように体育に関連する古典を引用しながら日本に伝わる思想や哲学めいた話題を提供し，頭の体操や心の栄養補給に努めようと試みている．

3　体育の意味について

　体育を文字解釈すると，人の本を育するものであると．「人の本とは何か」本を自分流に解釈すると木というものと下の方に一の棒がある．ここは大地との境と見ることができる．これより下は見ることができないが非常に大切な役目を司っていることは容易に察しが付く．これを人間に当てはめてみると，『体』は肉体と心の両面を兼ね備えている．つまり，顕在する肉体，活動をする身体と潜在する心，活動を支配する精神とである．これらを育み育てることと解してみた．また，体という漢字は，本来，『體』で，これは骨と豊より成

り立っている．骨の機能としては4つあげることができる．まず，体を支える支持機能，脳や心臓を外力から守る保護機能，血液を作り出す造血機能，関節を介して動かす運動機能と重要な役目をになっている．少し余談になるが，脳と心臓との保護状態から察しても，人間の死の判定に脳の停止で判断されることにもうなずける気がする．

　一方，気骨，骨髄に徹するなど気質や心意気という精神状態，さらには骨相（人の性格や運命），骨子（物事の要点），骨を覚えるスキルなど多義にわたっている．これらを豊かにすると解することができる．

　しかし，本来の意味は豊かではなく豊（レイ）であり，これが意味するところは，2つに分けて考えられる．1つは「自分の行動に恥ずべきことがないか．道義に反していないか」自反すること，つまり道徳的な要素である．もう1つは優れたモノに対するあこがれや敬いの気持ちである．これが極められたものとして宗教がある．

　『體』と言う字は，単に骨を豊かにする身体的な要素だけではなく，社会性や精神的・霊的にも関与することを含んでいる．つまり，体育は「知・徳・体」内容を網羅する教科であり，その要素をしっかり自覚していないと望ましい成果は期待できないものと考える．

　これからも体育が大学教育の中で一層貢献できる科目として取り上げられ続けると思われる．

4 体育の変遷

　体育は，時代や社会の移り変わりに影響されながら行われてきた．戦前までは，読み書きそろばんの知識教育，修身の道徳教育，身体の健全発育を促す身体教育として学校教育の中で行われてきた．戦時色が強まるにいたっては，富国強兵策の一環として壮健な体つくりと精神力の教育手段として用いられた．

たとえば命令に対する服従，集団規則の遵守，精神の快活・剛毅・堅忍・持久などが目的とされた．

戦後は，民主的国家形成の一員として，「平和と真理を愛し，健康で自立的精神に満ちた人間形成」の一環として，身体運動による教育とか運動を通しての自主的精神に満ちた心身ともに健康な人材育成を使命としてきた．さらに，ここ十数年にわたって，社会構造の変化が及ぼす運動不足や精神的ストレス問題，また，医療費や疾病問題などが係わる健康について感心が高まってきた．その予防や問題解決の一手段として，運動の必要性や習慣性が見直され，学校現場では生涯体育，生涯スポーツの必要性が唱えられるようになった．

運動やスポーツを身につけ生活習慣化できるように練習法や習得のための学習法が大きな役割を担うようになった．もちろん，今現在の体力の把握をすることも大事であるし，これを改善する取り組み方法も同時に大切である．

人間形成の一翼を担って行われる体の教育は，心身ともに健康な学生の育成を図ろうとすることはもちろんであるが，取り巻く社会的，文化的存在の中で融合しながらまた行わなければならない．社会や時代が要請するものを勘案しながら，逐次時代とともにそれを進化・発展させていく必要性がある．体育は，身体教育を教材として，人間の根本的な存立基盤である身体の育成，運動文化の伝達・発展，社会性・道徳性の育成，意志と精神の陶冶などを図り，教育の目標である人間性の完成に近づけるように取り組むものである．

5　体育の目標

体育は人間生活の基本である健康，体力や身体運動に対する理解を深める．また，これらを積極的に高め維持していく態度や能力を開発し，運動文化の伝達，発展などの身体教養教育を目指す．さらに，自ら課題を設定し，解決していく態度や能力を養う．その目的を達成するためには，段階的な目標が必要で

あり，その目標を次のように設ける．

> ① 基本的目標：加齢による発育・発達，健康・体力の維持増進，身体教育の育成，運動文化の伝達と発展，社会性，道徳性の育成．
> ② 発展的目標：運動的世界の経験，身体的自己表現，鑑賞力（運動を見る目など）の育成，生涯教育の一環として確立．
> ③ 目的的目標：理論と実践力の総合力の育成，学問的精神の育成とそれに基づいた学習態度の育成，意識と勇気の陶冶，創造的能力の育成．

①，②群は，常に③群を同時に思考して行う必要性がある．また，③群においては，体育教育における重要性と可能性を示しているばかりではなく，独自性と存在性を示すものである．

参考文献
日本体育学会体育原理専門分科会編『大学教育改革と保健体育の未来像』不昧堂出版，1900 年．
『大学体育』（全国体育連合機関紙）
浅見俊雄他『現代体育・スポーツ総論』（現代体育スポーツ体系 1）講談社，1900 年．
浅見俊雄他『学校体育・スポーツ』（現代体育スポーツ体系 5）講談社，1900 年．
井上三佐男他著『健康生活の設計と体育』不昧堂　1989 年．
大阪工業大学体育研究室『基礎体育学概論』1998 年．
神戸体育・スポーツ研究会『運動と健康生活』遊戯社，1995 年．
嘉戸脩，坂本洋子『心を揺する楽しい授業　話題源保健』東京法令出版社，1990 年．
嘉戸脩『心を揺する楽しい授業　話題源体育』東京法令出版社，1990 年．
尾崎雄二郎他『角川大字源』角川書店，1992 年．

第2章

健康について

1 健康の意味

　健康の文字解釈から考えてみると，まず，健の解字は意符の人と音符の建（強いの意＝剛）とから成る．強い人の意．進んで大いに為すあり．また，ぐんぐん建設する力である．つまり，人々が大いに建設しなす，ある力を持つことを意味する．これより健やかとなる．これに関連した有名なものが中国古典の中にある．「天行健やかなり　君子，自彊息まず」『易経』天地の運行（自然の移り変わり）は，とどこおりなく健やかに行われる．指導的立場にいる者も自ら勤め励み休むことがない．

　一方，康の解字は意符の庚（杵を両手で持って穀物をつく形）と米が重なった文字で（篆分の形）．つまり両手で杵を持ち穀物を搗く，そして続ける．それから継続という意味が出，さらに続けていると粉に変化することから，更る，更新という意味が出てくる．新しい物として償うとなり代償という意になる．

　別な解字として，广と隶からなる．广は物の一区分で，その中に入っている隶は上のヨが手を表し，その下の氺部分が尻尾を表す．つまり，尻尾を捕まえ動かなくする．または，追いつく，追いついてやれやれと落ち着く．ここから康（ヤス）らかの意味が出てくる．

　したがって，健康は大いに為すある力を養い，ああしたい，こうしたいといろいろな人生目的を追いかけて，それをしっかり摑まえて安定させるというのが，言葉の文字学的本義である．

(1) 健体康心

「健体康心」という熟語があるが，健やかな体と康らかな心である．この状態が健康といえる．医学や医術で生命の後を追いかけているような状態，また，薬や手当てでどうやら体を維持して，「やっと生きておる」そのようなものではない．自分の力で悠々と作り上げられるものである．むしろ，日々の生活において健康について意識せず，大いに自らの力を発揮しているような状態である．

(2) 明哲保身

「明哲保身」の四文字熟語の意味は，「すでに明かつ哲，以てその身を保つ」である．自分自身の身を保つという日常生活の場面で，案外大切にされていないことが多い．暴飲暴食，妄飲妄食をしたり，深酒をしたり，喫煙をしたり，夜更かしをしたりと身を保つどころか，身を損している．身を保つためには，「明」と「哲」が必要である．「明」にも「哲」にも，「さとい，かしこい」という物事を見分ける力，道理に明るいことをいう．健康生活を営む上では大切な要素であり，心すべき事柄である．

2 健康の概念

健康の概念については古来より種々論議されてきた．はじめは単に身体のみに関するもので「病気がない」というものから「健康とは生体が生理的過程を正常に営なんでいる状態である．しかし，これには程度の差がある」，「健康とは恒常性を乱すような病気や損傷からいかに解放されるかという程度である」，「健康とは生存性の充実した状態である」などであったが，時代の推移とともに心身に関するものへと変わってきた．ところで健康を簡単に定義することは大変難しく，現代では単なる合理的価値判断によって，これを決める場合が多

いのではなかろうか．

1964年世界保健機関（W.H.O）はその大憲章の中で健康を次のように定義した．

Health is a state of complete physical and social well being and not merely the absence of disease or infirmity（健康とは単に病気や虚弱が存在しないというだけでなく，肉体的にも精神的にもまた社会的にも完全に良好な状態である）．

則ち，健康の範囲については肉体的，精神的なもののみではなく，社会的なものまで触れている．その社会的な良好な状態とは，社会的な歪みがなく個人が乱されない状態を示しているものであろう．この理想論の実現のためには，多くの諸団体によって努力されているが，民族間や思想・宗教の相違，経済レベルなどさまざまな要素が絡み合い実現にはまだ時間を要している．また，具体的に健康状態を知るために，臨床的にも種々の尺度が研究，考案されているが，それらを指標として的確に健康を診断することは必ずしも容易なことではないと思われる．

3 国民健康の指標

近年国民生活の変貌は，著しいものがあり，国民の健康に影響を及ぼす諸要因も複雑多様化している．一方，高度経済成長時代の反省を踏まえて，改めて人間の尊厳が再認識され，人間活動の基礎条件としての健康に関する価値観が国民全体の意識の中に涵養されつつある．このような現状に合わせて政府としても産業，医学，医術を中心とした健康に関する諸科学を国民がいち早く，等しく享受し得るような体制を作り，公衆衛生施策を展開する必要がある．また，国民の栄養および健康の増進，地域保健，生活習慣病，精神衛生，伝染病，難病対策など健康生活に必要な問題を抱えて，これらの解決に努力しなければならないであろう．さらに積極的な身体活動の重要性を認め国民の健康に取り組

まなければならない．

日常の健康度チェック

我々の日常の健康を知るためには，その指標となるものがあれば簡単に照らし合わせて健康状態を知ることができる．安岡正篤は，次の10項目を挙げている．これなど非常に参考になる．

① 日常飲食は質量ともに適切か
② 毎晩睡眠で安眠熟睡はできているか
③ 自分で適切な運動をしているか
④ 自分の心身に害ある悪習はないか
⑤ 生活上の問題に一喜一憂しやすくないか
⑥ 仕事にどれだけ自信と希望があるか
⑦ 有意義な内面生活を有するか
⑧ よき師よき友を持っているか
⑨ 日常座右を離さぬ良書を持っている
⑩ 独自の信念・箴言・信仰の類を持っているか

健康のための7つの生活習慣との関係から健康度を明らかにしている．この7つの生活習慣の項目はアメリカのブレスローらによって定義された．これを用いて森本兼曩は，調査し図2-1のような結果を発表した．7つ全部守られているグループは不健康度もいずれの年齢も低い．これらの守れなくなる項目が増えるにしたがって不健康度は増す．

① 定期的に何かの運動をすること
② 喫煙しないこと
③ 酒は飲まないか，または適度に飲むこと
④ 適正な体重を維持すること

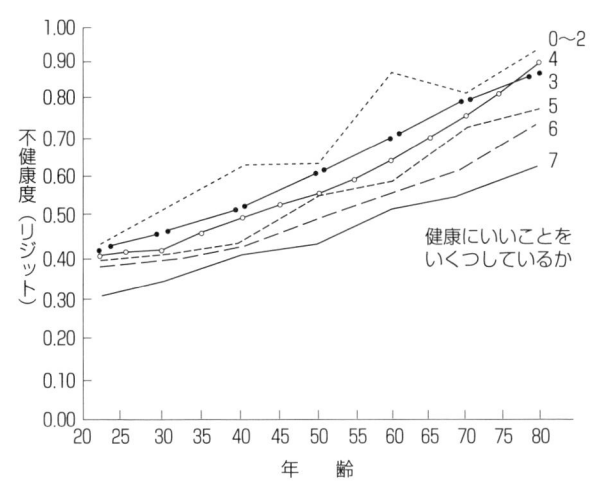

図 2-1　Breslow らによる 7 つの健康習慣の実施度と健康度の関係

（出所）　九州大学健康科学センター『健康と運動の科学』大修館書店，1998年，p. 146．

⑤ 睡眠は毎晩 7-8 時間とること
⑥ 朝食をとること
⑦ 間食をしないこと

4　健康日本 21

　国民の豊かな生活実現を願い「21 世紀における国民健康づくり運動」（健康日本 21）が平成 12 年度から開始された．厚生省（現在は厚生労働省）は，慢性的生活習慣が引き起こしている，がん，循環器疾患，代謝異常などの習慣病を改善するために，第三次国民健康づくり体策として，2010 年度までに達成を目指す目標など「健康日本 21」を発表した．

（1）趣　　旨

　健康を実現することは，元来，個人の健康観に基づき，1人1人が主体的に取り組む課題であるが，個人による健康の実現には，こうした個人の力に併せて，社会全体としても，個人の主体的な健康づくりを支援していくことが不可欠である．

　そこで，「21世紀における国民健康づくり運動（健康日本21）」では，健康寿命の延伸を実現するために，2010年をめどとした具体的な目標等を提示することにより，健康に関する全ての関係機関・団体等をはじめとして，国民が一体となった健康づくり運動を総合的且つ効果的に推進し，国民各層の自由な意思決定に基づく健康づくりに関する意識向上及び取り組みを促そうとするものである．

（2）目　　標

　21世紀のわが国を，全ての国民が健やかで心豊かに生活できる活力ある社会とするため，壮年期での脂肪の減少，健康寿命の延伸及び生活の資質の向上を実現することを目的とする．

　この健康日本21を推進していくため施策として法的基盤が必要であるとの認識により，栄養問題の改善策も含んだ国民の健康増進と国民保健の向上を目的とした健康増進法が平成15年5月より施行された．健康増進法は慢性的生活習慣によって引き起こされる食生活や栄養問題，運動不足，習慣化した飲酒・喫煙など，それらの生活習慣の改善を図りながら，健康増進の概念を取り入れ進められている．

5　こころの健康

　こころの健康は，生き生きと自分らしく生きるための重要な条件である．具

体的には，自分の感情に気付いて表現できること（情緒的健康），状況に応じて適切に考え，現実的問題を解決できること（知的健康），他人や社会と建設的でよい関係を築けること（社会的健康）などが含まれる．これらは生活の資質（QOL）に大きく関与している．

表 2-1　こころの健康チェック
① 一日中，気分が沈んでいる
② 何に対しても興味がわかない
③ 食欲が低下，体重の増減が激しい
④ 寝付けない，夜中や早朝に目覚める
⑤ イライラして，落ち着かない
⑥ 疲れを感じ，気力がわかない
⑦ 自分に価値がないと感じる
⑧ 仕事に集中できず，決断できない
⑨ この世から消えてしまいたい
（「うつ」のハンドブックより）

こころの健康を維持するためには，日常の食生活や身体運動など，身体的健康を維持するために必要な生活習慣が基本となるほか，ストレスの管理や十分な睡眠なども欠かせない．また，こころの健康状態はなかなか自分では気付かないことが多く，気付いたときにはかなり深刻な状態であることも少なくない．そこでこころの健康チェックをたまに行うと自分のこころの実態把握に役立つ．当てはまる項目がいくつかある人はカウンセラーや医師に相談したほうがよい．

6　歯の健康

歯の衛生と歯の健康の啓蒙を促すために虫歯予防デー（6月4日）がある．歯の健康目標として80歳まで自分の歯を20本以上持っていることが望ましい．これは日々の手入れと食物のとり方が大切であることは言うまでもない．ではどうやって保ち続けるか．虫歯の予防には，日常の歯磨きの励行や食べ物を食べた後は歯を濯ぐ，糖分をなるべく控える，歯垢や歯石を定期的に取り除くなどである．また，歯槽膿漏の予防には，歯ごたえのある物，たとえば固い煎餅，食物繊維を多く含んだ野菜類などを嚙み砕くことにより歯茎に刺激を与える．歯茎をマッサージしてやることも歯茎を引き締める効果があるといわれている．

歯周組織が炎症を起こしたものが歯周病である．この歯周病を引き起こす原因として歯垢や歯石に細菌が繁殖し歯周炎となる．この細菌が口腔内を経由し

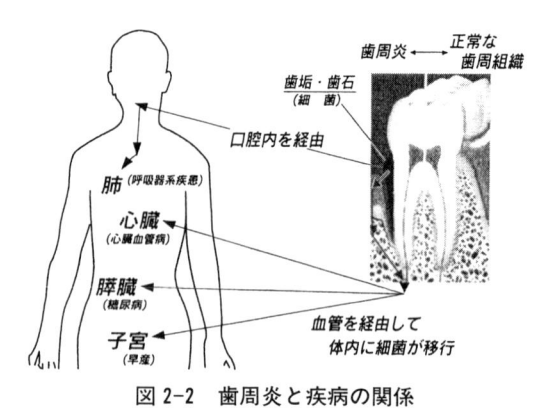

図 2-2 歯周炎と疾病の関係
(出所)　「産経新聞」2003年3月8日付.

て肺に入ると肺炎に，また，歯茎の血管を経由して体内に細菌が移行すると心臓病，糖尿病，早産など全身疾患の危険因子になってくる（米歯科医 M. ニューマン）．さらに進行したものが歯槽膿漏である．

　歯でよく物をかむことは，唾液と食物を混ぜ合わせることにより消化を助けるために大切であるばかりか，噛むという運動により脳神経細胞を活性化させ，また，あごの発達を促すものである．

　「歯を食いしばる」とは，がんばっている，力を精一杯出していることの別な表現である．この歯を食いしばるときに一般人の総咬合力は，男性で90 kg，女性で72 kgである．スポーツ選手は，瞬間的な力を発揮することが多く，このときの総咬合力は一般人の2-3倍である．このためオフシーズンには歯の治療に専念する選手もいる．

　運動において歯の噛み合わせは，強い力発揮や衝撃に耐えるばかりでなく正確性などの運動パーフォマンスに影響与えることが最近の研究で明らかになった．このため歯の矯正やマウスピースの着用により噛み合わせを矯正している．

7 健康に関する課題

（1）健康についてどう取り組むか

　健康問題というとまだ先のこと，自分には関係ないと見向きもしないのが若い世代の実態であろう．しかし，若いときの不摂生がその後訪れてくる壮年，中年，老年において生活習慣病という容(かたち)で跳ね返ってくる．諺に「老来の疾病は，都(すべ)てこれ壮時に招きしものなり」とある．こうならないためにも日頃から健康問題にまず関心を抱くこと，自分自身の生活実態を把握してよく認識することである．

　その方法としては，食事調査をするとか，生活活動調査をするとか自分自身のことを知ることから始めなければならないのではないか．知ったらより良い生活習慣が営まれるように改善努力していくことも大切である．また，健康に関する諸問題に関心を持つことも重要である．

　しかし，健康とは言ってもその範囲は広い．個人の心身問題，生活の場である家庭・家族の問題，社会環境や自然環境の問題など複雑多岐におよんでいる．まず，個人の係わる健康問題に限って考えてみたい．

　健康の反対用語は病気である．気が病むといわれることからもうなずけるが，気をしっかり保ち続けることが病を防ぎ健康を維持することにもつながる．つまり，気力，元気，本気，根気が充実するように日々の生活を営むことが大切である．

　この気を高めることにより健康を維持することもできるが，やはりそれだけでは無理である．これに関係するものとして，次のようなことも取り上げなければならないと思う．精神的健康，情緒的健康，身体的健康，知的健康という自分自身の中にあるものと，自分を取り巻く職業的領域や社会の健康もある．これらが統合的にバランスの取れたダイナミックな生き方の上に成り立つもの

でなければならない．また，仮に持病や精神的障害或は身体障害を持つ者においても健康を保つことは可能である．

その1つがピルチ（Pilch, J.）の指摘に見ることができる．「人生の目的をもつこと，人生の真の喜びや楽しみは何であるかを見出すこと，自由な自己決断の責任を受容すること，有効かつ永続性のある意欲を見つけることなどもウェルネス（健康）に含まれる．したがって，末期的な病状にある人も，精神障害者，或は一生身体障害を抱えて生きる人も，高い水準でウェルネスの状態にいることができる反面，医学的な検査の結果からすれば，十分に健康であるが人生の目的がない，したがってウェルネスを経験しないであろうと思われる人もいる」．

良好な状態としての健康をこれまでどおり重視することも大切であるが，病気や虚弱，身体ハンディを抱えていたとしてもそのことを認識し，自分の人生の意義を見出し，また，自分自身の可能性にチャレンジ努力を惜しまずやっていくことが大切である．

（2）健康を維持増進する方法について

健康な生活を営むためには，食事，運動，休養が総合的にバランスよく保たれることが重要である．しかし，現実はこれらの要素が理解されていないためか，慢性的な疾患を引き起こしている．生活習慣の乱れが誘引となり，循環器や代謝系に異常をきたしている．「無病息災」が健康生活に欠かせないことは確かではあるが，病が無いことが禍し，かえって健康体をダメにしてしまうケースがある．人間「驕る，いい気になる」と健康面だけでなく，人生そのものも失落させてしまう．最近では「病気がちである『一病息災』のほうが，かえって日頃から健康面に気を配っていることから，むしろ健康で長生きする」とも言われている．別に「一病息災」の状態で無くても，健康に注意を払う心がけは，常に持ちたいものである．

食事に関しては，栄養素の質と量のバランスが取れていることが大切である．

しかしながら，飽食の時代でもあり，「自分の好みの物を好きなだけ食べたり，偏食したり，ダイエットのために食事を制限したり」と必ずしも理想の食事とはなっていない．それに食事に頼らず，栄養補助剤やビタミン剤，精力増強剤などに頼る傾向が強いが，これなども改めていく必要性がある．いろいろな栄養素やエネルギー摂取は規則正しい食事によって行う．また，「食育」という言葉が使われるようになったが，食事を通じてのコミニケションや食文化の伝承，栄養価など知り合う貴重な機会でもあるので大切にしたい．

運動に関しては，交通網の整備や仕事の機械化・情報化に伴う軽作業，家庭電化製品の普及などで身体を使わなくなった．動物であることを自覚しないまま，動かなくて済ませてしまう生活習慣がすっかり定着してしまった感がする．動くものが動かなくなると当然何らかの弊害は起きてくるものである．それが運動不足といわれ，これを解決すために運動施設に出向き，或いは運動器具を購入し，運動に励む．これも豊かな生活かもしれないが，もっと日常的に手軽にできる運動を行う必要がある．

手っ取り早いのがウォーキングである．1日の歩行の目安として，1万歩といわれているが，距離に直すと大体 5-6 km である．ウォーキングの際に足にかかる負荷は，1歩あたり体重の1.1-1.2倍である．これがジョギングになると 3-4 倍の体重がかかっている．ウォーキングやジョギングの前後には膝や足首，腰などのウォームアップやクーリングダウンをすることは体の傷害を未然に防ぐことにもつながりとても大切である．先程，述べた食事により摂取したエネルギー量のことと合わせて考えると，摂取した総エネルギー量の10％を運動により消費することが健康によい．

休養に関しては，体を積極的に動かすことにより疲れを癒す積極的休養法と音楽や美術の鑑賞，ゆっくり横たわって体や精神を休める消極的休養法などがある．自分の健康維持のために，1日のおよそ1％の時間を健康に関する時間として設けて，これを習慣化することを是非お進めする．

『大学』という書物の中に「日に新たなり，日々新たなり，又日に新たなり」

という一文があるが，今日という1日は昨日の続きではあるが，また新たなる1日の始まりで，決して昨日と同じではない．気分新たに今日という日を規則正しく，よい生活習慣を送ることである．また，その風土や気候に合ったものを生活の中に取入れ健全に過ごす心掛けも大切である．

（3）健康について心掛けることは

　食事面では「腹八分に医者要らず」というように満腹感の一歩手前で抑え，また，食べ物を良く噛むこと，栄養要素のバランスを考えながら，なんでも好き嫌いなしに食べるようにする．特に，魚類や海草・野菜類をなるべく食べることを心掛ける．青みの魚には DHA (docosahexaenoic acid) と EPA (eicosapentaenoic acid) がある．DHA は不飽和脂肪酸の一種でさば，鰯，マグロなどの魚油に多く含まれ，血栓，動脈硬化の予防，記憶力の向上などの効果がある．一方，EPA はこれも不飽和脂肪酸でさばや鰯の魚油にグリセリン-エステルとして含まれ，血小板凝集抑制作用を持っている．

　ここで体験談を述べてみる．以前あまり野菜を食べず，肉をよく食べていた時期があった．そのとき足の親指の付け根がやたらむずがゆく痛みを感じたことがあった．このとき尿酸値も高たった．そこで肉食を控え，野菜中心に食事を切り替えたらその症状が治まり，尿酸値も下がった．

　血圧も高い傾向にあり，味付けをうすくし，塩分はできる限り減らすように努めている．高血圧の危険因子でもある嗜好品，喫煙はしないが，アルコールの飲酒を控えねばと思いつつもなかなか実行できない．これは悪い習慣であると思っていても，これを改めるには相当な強い意志と決断が必要であることを痛感させられるが，なかなかその習慣を改めるにはいたっていない．

　運動面では，早朝なるべく歩くように心掛けている．すがすがしい朝の空気と四季の移り変わりを楽しむことも身体ばかりか心の健康にもよい．日常の生活では，歩くことを意識しなるべく階段も利用し，こまめに体を動かすことに気を配っている．また，週に2-3回の割合でウェート　トレーニングやテニ

スなどを行っている．

　習慣までには到っていないが，時々水で頭を洗うと同時に水中で洗眼や鼻の中を濯ぐこともしている．特に花粉飛び交う時期には努めて行うようにしている．鼻の中を濯ぐには少しぬるめの水を使い，ほんの少し塩を入れると，あまり鼻につんとこない．

（4）健康にやせる運動ダイエット

　昨今の世間の関心ごとの1つに「ダイエット」を望む傾向がある．無理な食事制限や過激な運動によるものが目につく．そんな中，実現可能なものの1つではないかと感心した記事があった．それは「健康にやせる運動ダイエット」という京都大学教授，森本敏夫の産経新聞の記事であった．その要約をここに紹介したので実施してみたらどうであろうか．

　肥満というのは，摂取エネルギーが消費エネルギーより多いため，余った分が体脂肪としてついた状態．肥満は高血圧症，糖尿病などの生活習慣病の温床で，予防改善が必要．肥満解消のために，たいていの人が取り組むのが炭水化物を減らす食事ダイエット．炭水化物を減らせば，脳にとって唯一のエネルギーであるブドウ糖の補給が悪くなり，筋肉や肝臓にあるグリコーゲンの分解を始める．グリコーゲン1に対して3の割合でついていた水が体外に排泄される．そのために目に見えて体重減少が起きる．

　しかし，同時に骨や筋肉も減り，減量前よりも体脂肪率が高くなる．（隠れ肥満）さらに筋肉がやせると基礎代謝の低下につ

表2-2　運動ダイエットで 5 kg 減量にかかる日数は？

運動での消費エネルギーは
　　　　　　　運動強度（メッツ）×体重×時間
　（たとえば歩行は3メッツ，速歩は4メッツ）
「片道15分ウォーキング」で消費するエネルギー
　3メッツ×58 kg×0.5時間＝約90 kcal

「1割ダイエット」で減るカロリー
　1800 kcal×0.1＝180 kcal

1 kg の脂肪の消費に必要なエネルギーは7000 kcal
減量目標は 5 kg
7000kcal× 5 kg＝ 3万5000 kcal

3万5000 kcal÷（90 kcal＋180 kcal）＝約130日
(出所)『産経新聞』2002年7月31日付．

ながり，エネルギーが消費しにくくなり，太りやすい体質になる．
　そこで食事を一割減らし（一割ダイエット）しかも運動を組み合わせる．これにより次第に痩せていく．一割ダイエットのポイントは，主食のご飯を減らさずむしろ増やすこと．「ご飯を食べると，血糖値が上昇して脳の満腹中枢を刺激するので食欲を抑制することになる」．
　これにウォーキングなどの持続的な運動を運動トータルで30分ぐらいする．運動後は安静レベルが8–28％高いレベルで4–6時間続く．これだけで一年間で2 kgの脂肪を燃焼することになる．運動中は，交感神経が働き食欲や消化吸収は低下する．運動ダイエットは体脂肪だけを落とし，筋肉を維持し，基礎代謝を上昇させ，呼吸循環系の体力をパワーアップしてくれるので，血行もよくなり，結果として美しくやせられる．ただ，《継続することは力なり》ですぞ！
　ここで使われているメッツは，Metabolic Equivalents から取られ，安静時の酸素摂取量を基に，ある強度の運動が，安静時の何倍の酸素摂取量を必要とするかを示したものである．1メッツは，体重あたり3.5 ml/kg/min. である．

表2-3　日常生活動作の運動強度について

メッツ	1-2 座位安静	2-3 洗濯	3-4 調理	4-5 入浴	5-6 ラジオ体操	6-7 テニス	7-8 水泳
運動種目	事務作業 食事 ゆっくり散歩	着替え 乗物立位 散歩	皿洗い 排便 普通歩行	洗濯干し 卓球 やや早足	階段降り スケート ゆっくりジョギング	階段昇り 雪かき 早足	登山 ダンス ジョギング

参考文献

九州大学健康科学センター『健康と運動の科学』大修館書店，1998年．
神戸体育・スポーツ研究会『運動と健康生活』遊戯社，1995年．
波多野義郎他『健康体力づくりのスポーツ科学』同朋舎，1988年．
梅田博道他『健康の科学，朝倉書店』1988年．
財）厚生協会『国民衛生の動向・厚生の指標』2003年．
嘉戸脩，坂本洋子『心を揺する楽しい授業　話題源保健』東京法令出版社，1990年．

嘉戸脩『心を揺する楽しい授業　話題源体育』東京法令出版社，1990年．
尾崎雄二郎他『角川大字源』角川書店，1992年．
石川兵衛『健康づくりへのアプローチ』文光堂，1997年．
安岡正篤『人物を創る』プレジデント，1989年．
安岡正篤『運命を創る』プレジデント，1989年．

第3章
体力について

1 体力の意味とは

　体力とはいったいどんなことを意味しているのか．体力は人間の生命活動を支える基本的なものである．これらの中には，大きく大別して環境から受けるストレスなどに耐え，体を守るというという要素を含む生存能力とこの生存能力を基盤に自らの生活活動により，周囲や回りの環境に影響を及ぼす活動能力とがある．前者を防衛体力といい後者を行動体力として捉えることができる．

　これらの要素についてもう少し詳細に見ていくと，防衛体力については，さまざまストレスや変化（物理的，化学的，気圧，気温，湿度，ウィルスなど）に対してどのように適応，調整，防御，復元していくかにより捉えることができる．復元の中には，疲労からの速やかな回復力や病気からの治癒力などがある．

　一方，行動体力では，活動した内容や実施した量的・質的パフォーマンス（できばえ）から推定できる．例えば，ある距離をどれくらいの時間で走ることができるか，或いはある時間内にどれだけの距離を走ることができるか，というような全身持久力能力をみる．ある重量物をどれぐらい持ち続けることができるかという筋持久力能力やある重量物にさらに負荷を加えて持ち上げる力などがある．これを猪飼道夫は，パフォーマンスが体力とそれを有効に使うことのできるスキルの関係から式を以って説明している．さらに，これに動機的要素も係わる（Performance＝Skill ∫ Physical resource（Motivation））．

　これらに対して，体の器官の性能を捉えるために体力の要素から見る場合が

ある．全身持久力についてみれば，酸素をどれだけからだに取り込むことができるかを「最大酸素摂取量」で評価する．これには若干の差異があるが今日では全身持久力を最大酸素摂取量で判定することが多い．しかし，最大酸素摂取量に関与しているのは肺ばかりではなく，心臓の働き，酸素を運搬するヘモグロビンの量，さらにその酸素を各組織や器官で授受する能力により体力の要素も多少異なってくる．

しかも，行動体力を生理的機能ばかりではなく，形態や精神的面を含めて考えると内容が複雑になり説明がかみ合わなくなる．さらに，人間の発育・発達，訓練の度合いや性差，加齢にともない変化し，複雑な諸要素も絡んでくる．

2 体力の分類

体力は，行動体力と防衛体力（抵抗力）に分けられる．行動体力には筋力，

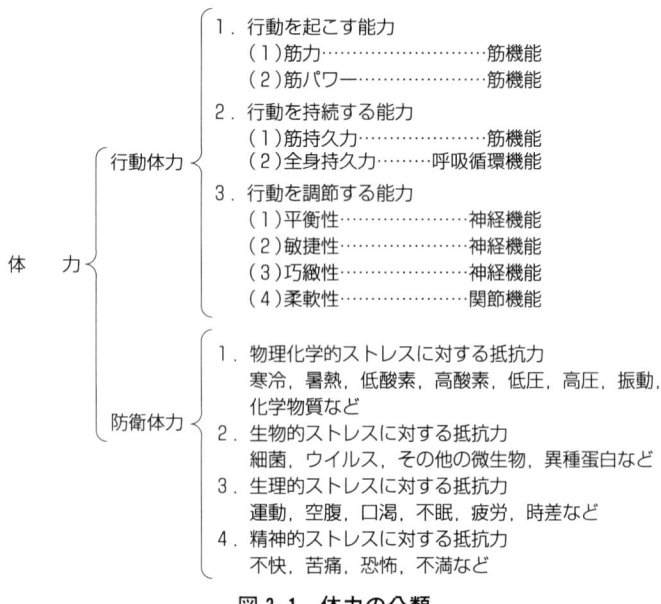

体力
- 行動体力
  1. 行動を起こす能力
     - （1）筋力……………………筋機能
     - （2）筋パワー………………筋機能
  2. 行動を持続する能力
     - （1）筋持久力………………筋機能
     - （2）全身持久力……呼吸循環機能
  3. 行動を調節する能力
     - （1）平衡性…………………神経機能
     - （2）敏捷性…………………神経機能
     - （3）巧緻性…………………神経機能
     - （4）柔軟性…………………関節機能
- 防衛体力
  1. 物理化学的ストレスに対する抵抗力
     寒冷，暑熱，低酸素，高酸素，低圧，高圧，振動，化学物質など
  2. 生物的ストレスに対する抵抗力
     細菌，ウイルス，その他の微生物，異種蛋白など
  3. 生理的ストレスに対する抵抗力
     運動，空腹，口渇，不眠，疲労，時差など
  4. 精神的ストレスに対する抵抗力
     不快，苦痛，恐怖，不満など

図 3-1 体力の分類

(出所) 池上晴夫『現代の体育・スポーツ科学　運動処方』朝倉書店，1982, p. 13.

持久力，調整力（柔軟性，敏捷性，協応性など身体機能を巧みに調整する）がある．

防衛体力は，生活するための必要体力で，ストレス（生物的，物理的，化学的，精神的）に対抗し，外界の刺激に適応，耐性する能力である．

3 生涯の中での体力の推移

我々の体力は，一生の中でどのように変化するか調べてみた．行動体力は要素によってピークが異なる．筋力は30歳前後．持久力は20歳前後．調整力は20代後半，スピードの要素が入ると20代前半となる．抵抗力（防衛体力）のピークは，30歳から35歳となる．

しかしながら，個人差やトレーニング如何ではそのピーク値は異なる．

人の能力を体力と知力から対比してみると面白いことに気づく．つまり，体の力と知の力とは何を意味するかを考えてみるとそこには共通性のようなものが見えてくる．

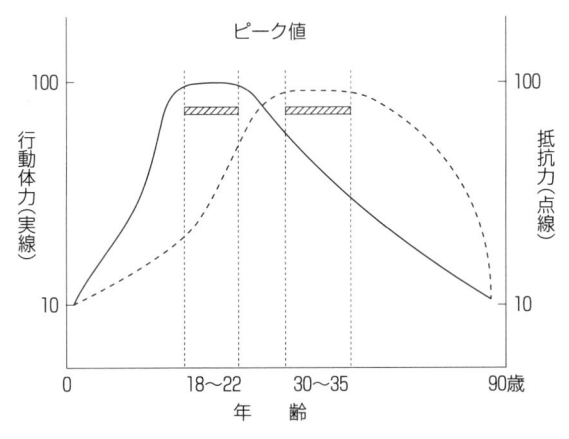

図3-2 加齢による体力の推移曲線

（出所）窪田登他『体力トレーニング・ワンポイントコーチ』大修館書店，1996年，p. 3.

4 体力の定義

仕事を遂行する個人の能力．もっと広義に扱えば，環境からくるストレスやストレインに耐えていく生存能力である．体力というものは時代によっていろいろの価値が変わってきた．あるときは，戦争のために，スポーツのために重要視されてきた．現在は生存への闘争，つまり適者生存が大切である．将来は体力が病気の予防に，また文明による身体障害の予防にもっと大きい意味を見出す（J. G. P. ウィリアムス）．体力とは生存性と生産性という能力である（猪飼）．体力には生存するための体力，職業としての体力，余暇活動をすごすための体力があり，性・年齢もかかわる．体力は絶対的大きさだけが問題ではなく，生き方も関与してくる．体力に質と量との特性がある（カルボビッチ）．体力とは身体が発揮できる能力であって，「生物的な生活能力のたくましさ」（福田）．

体力を生産能力，つまり作業能力と捉えれば，体の力ということになる．体の力とは，力を出すという筋力と迅速に体を動かすスピード，さらに持続的に継続できるスタミナ（持久能力）分けることができる．これは狭義の体から発揮する行動能力に限ったものである．

5 知力の定義

「知力は知的な生産性の能力である」（猪飼）．つまり，精神の安定した生存状態に対する活動的生産状態のことである．まさに知の力でありそれは，学習により知識を獲得し，それを応ずるものに正確に出していく．その中には，理解力であるとか，分析手段にのっとり検討する能力とか，それらを含めた総合的なものである．物事に対して速やかに回答や結論を出すためには，頭の迅速性

や回転力も大切なものである．さらに，継続的に考え続けられる持久性ももちろん必要である．この他にも，集中力や想像力なども含まれる．これを猪飼道夫は，知力の三要素として図3-3で示した．

そもそも「知」とはいったいどんな成り立ちを経て

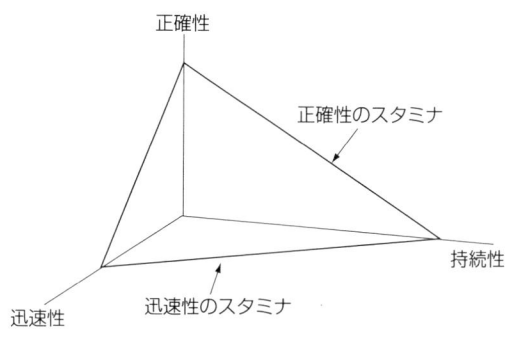

図3-3 知力の三要素（猪飼）
(出所) 猪飼道夫・須藤春一「教育学叢書17 教育生理学」第一法規，1968年，p. 128．

出来てきた文字か，今一度確かめてみる．この解字は形声である．意符の吋(口は省略形．驚きさけぶ意）と，音符の矢（続けて並べる意）とから成る．叫び続け並べる，べらべらとしゃべるの意．借りて，「しる」意に用いる．字義1①しる．ア さとる，イ わきまえる，ウ みわける，エ みとめる，理解する，エ つかさどる，おさめる，オ したしむ，まじわる，カ ききしる，キ 見てわかる，ク おぼえる，記憶する，ケ 優遇する．② あらわれる．③ 知る能力，感覚．④ 知っている事柄．⑤ 気心を通じ合った仲．⑥ つれあい．⑦ もてなし．⑧ したしみ，よしみ．⑨ 欲望．⑩ 癒える．2① かしこい．② 姓（『角川大字源』）．

中国古典の論語に「子曰く，由，汝に之を知るを誨えんか．之を知るを知ると為し，知らざるを知らざると為す．是れ知るなり」知っていることと知らないことをはっきり区別することが大切であり，これが第一段階での知っていることになる．また，老子は「知りて知らずとするは尚なり 知らずして知れりとするは病なり」知っていてもやたらと知識を開けださないことは尊い．知りもしないで知ったように振舞うのは病気のようである．荀子は「言いて当たるは知なり，黙して当たるも知なり」発言して核心を衝くのも，黙して核心を衝くのも『知』である．続いて「黙するを知るは言うを知るが如し」沈黙の意義を知ることは，発言の意義を知ることだと述べている．さらに，宋名臣言行録

には「智はなお水のごとし　流れざるときは則ち腐る」知識というのは停滞していたのでは腐って使い物にならない．謙虚に学び続ける必要があることを物語っている．最後に再び論語を見ると「故きを温ねて新きを知る」古の教えを調べ，そこから新しい法則，発想を持って新知見を導き出すことが大切である．そういえば，論語の中に「敏にして学を好み　下問を恥じず」と自分のわからない事柄については質問を恥としないで教えを乞うことの大切さも忘れてはならない．

知力と脳の関係

知力についてもう少し脳からその特徴を見つめていきたい．まず，脳の性質の観点から挙げていけば，リボ核酸の構造の種類が多少異なっていること，神経回路網の発達いかんによる相違，情報の伝達・疎通の速度の違い，神経接合部におけるスウィッチ切換速度，持続的に継続するためにエネルギー補給や酸素供給としての血流量の確保が決めてとなる．

頭の良し悪しとはいったいどういうことであるのだろうか．相手の言葉や行為，物事の内容を理解できるか否か．状況に応じて分析し，的確な判断が下せるかどうかそのレベルが問題となる．記憶力の良さ（ものをしっかりと覚える能力とこれを適切に出せる能力）と構成・企画が優れているか否か．また，物事を新たに創造し，また洞察する能力があるかということが，頭の良し悪しを決定していく一つの基準となる．頭が強いという言い方もある．集中力を持って長い間考え続けられる能力としてとられることができる．

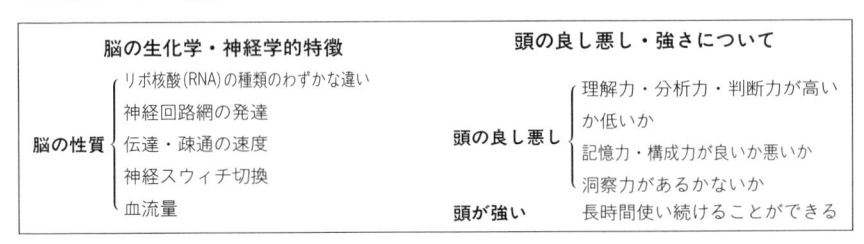

	脳の生化学・神経学的特徴		頭の良し悪し・強さについて
脳の性質	リボ核酸(RNA)の種類のわずかな違い 神経回路網の発達 伝達・疎通の速度 神経スウィッチ切換 血流量	頭の良し悪し	理解力・分析力・判断力が高いか低いか 記憶力・構成力が良いか悪いか 洞察力があるかないか
		頭が強い	長時間使い続けることができる

人の一生のうち脳は，10の15乗ビットの情報を蓄えることができる（1メ

ガは 10 の 6 乗新聞 36 枚分に相当)．情報として脳に入ってくる数は 1 秒間に 300 万．これを脳細胞の RNA の分子が変化し受け止める．

「脳の養成法」は　自分で物事を納得いくまで考える．言い換えれば，頭の芯が熱く燃えるような感じもしくは，頭が痛むような状態まで考え抜くことである．また，少し読みごたえのある本，解きごたえのある問題を全力を出して，絞って考えることにより養われていく（脳の働きの内容には自主性，自動性がない．エネルギー供給源の発達は使えばそれに応じてできあがってくる）．

6 体力と知力の対比より

体力と知力を対比して考えてみて，その関連性を述べてみた．からだの働きの源になる筋力は筋肉量や質が大きく関与している．知力的なものとしては正確性がこれに相当する．つまり，知識の蓄えとこれに基づく理解力や分析力，新たなる想像力などである．体力のスピードに対しては，神経網回路の伝達，疎通時間，スピーディな切り替えといった頭の回転がこれにあたる．また，スタミナに対しては，脳細胞の毛細血管の発達や血流量の増加など持久性と対比させてみた．

体力	知力
筋力	正確性（理解力，分析力原動力）
スピード（敏捷性）	頭の回転（神経網回路の伝達・開発，疎通時間，スピーディな切換え）
スタミナ	持久性（毛細血管発達と血流量増加，代謝を活発）

猪飼道夫は，「……体力を高めるために一番役立っているものは，「筋運動」であるとすれば，知力を高めるためにいちばん役立っているものは，「数学的思考」ではなかったか……数学をするのに，解法を記憶してすますということは，筋運動の代わりに，スポーツの見物をすることに似ているわけで，知力がつかないことは体力がつかないことと極めて同じメカニズムである．」体力も知力もからだのそれぞれの部分で活躍することには違いないが，共通して言え

ることは，鍛えなければその能力は身に付かないということである．

7 体力に関する課題

（1）体力についてどう考えるか

　この体力といっても様々なことが考えられる．力が強い，早く走れ，しかもバテない，身のこなしが俊敏である．遠くに物を投げることができる．寒さ・暑さに強い，徹夜でマージャンをしても疲れを知らない．プレッシャーのかかる状態においても平常心を保ち，物事に対処できる．このように身体が持つ運動能力だけでなく，自然環境に耐えられる能力や容易に適応する能力，さらには気力という言葉に代表されるように精神的側面を含め，その網羅される範囲は広い．

　体力にも，生命をできるだけ長く保ち続けるという生存性の体力，健康を保持しながらよりよく生きる体力，さらにより活発な活動を通じ，たくましく生きる体力など体力の目的も様々である．

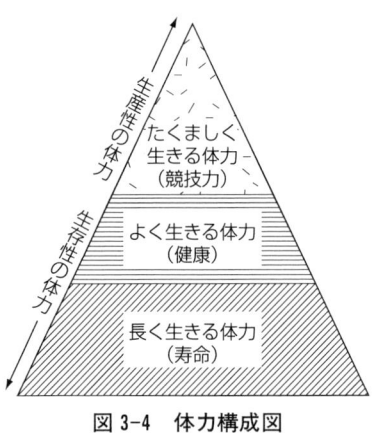

図 3-4　体力構成図
（出所）　幸山章一他『体力・健康概論』杏林書店，1982年，p. 3.

（ピラミッド図内：たくましく生きる体力（競技力）／よく生きる体力（健康）／長く生きる体力（寿命）／生産性の体力／生存性の体力）

（2）体力とはどんな要素から成り立つか

　体力には自らの体を防御する防衛体力と自ら持っている能力をその状況に応じて発揮する行動体力がある．これらの要素には，身体的な面と精神的な面に分けることができ，これをまとめて表であらわした．

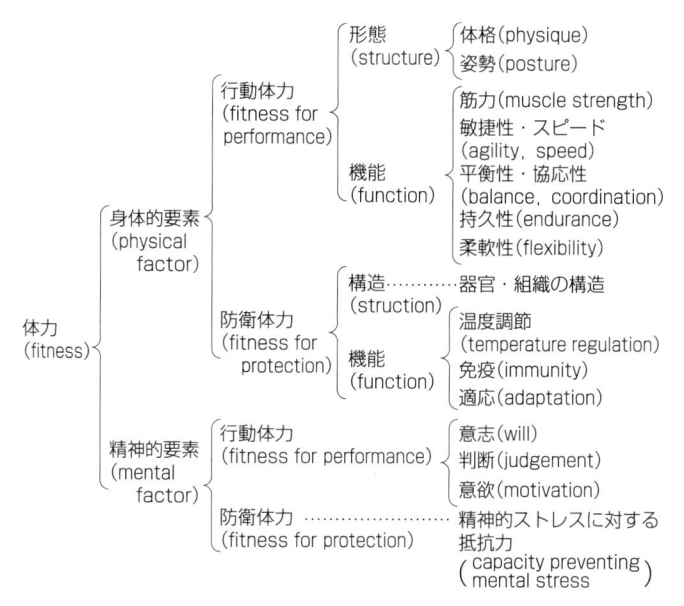

```
                                ┌ 形態     ┌ 体格(physique)
                                │(structure)└ 姿勢(posture)
                  ┌ 行動体力    │
                  │ (fitness for │          ┌ 筋力(muscle strength)
                  │ performance) │          │ 敏捷性・スピード
                  │              │          │ (agility, speed)
                  │              └ 機能     │ 平衡性・協応性
                  │                (function)│ (balance, coordination)
  ┌ 身体的要素    │                          │ 持久性(endurance)
  │ (physical     │                          └ 柔軟性(flexibility)
  │  factor)      │
  │               │              ┌ 構造 ……… 器官・組織の構造
  │               │              │(struction)
  │               └ 防衛体力     │          ┌ 温度調節
  │                 (fitness for │          │ (temperature regulation)
体力│                protection)  └ 機能    │ 免疫(immunity)
(fitness)│                          (function)└ 適応(adaptation)
  │
  │               ┌ 行動体力                ┌ 意志(will)
  │               │ (fitness for performance)│ 判断(judgement)
  └ 精神的要素    │                          └ 意欲(motivation)
    (mental       │
     factor)      │ 防衛体力 ……………… 精神的ストレスに対する
                  └ (fitness for protection)  抵抗力
                                             (capacity preventing)
                                             (mental stress      )
```

図 3-5　体力の分類

（出所）　石井喜八他『運動生理学概論』大修館書店，1975 年，p. 17.

（3）自己体力の現状を見つめより望ましい体力を獲得するためにはどうしたらよいか

　自己体力を知るには，測定により明らかにすることができる．測定には，専用の測定器具で測る場合と自分の体重を負荷として実施回数で測ったり，制限時間内での走行距離や一定の距離に要した時間でとらえる方法がある．測定器具には，体の柔軟性を体幹の曲がりや反らし，関節の開きなど簡単なものから酸素摂取量測定のように高額で高度の技術をようするものがある．しかし，最近は公共のトレーニングジムや民間のフィットネスクラブなどで手軽に体力測定をすることができるようになった．このような施設を有効に利用して自己の体力を把握していけばよい．また，そこには，専門家を配して相談に乗ってくれるところもあるので大いに利用するとよい．

　ところで，ヒトの体は，定期的に使わないと落ちる体力要素として，筋力，柔軟性そして持久力がある．これらの維持，もしくは向上を図ることによって，

腰痛や肩こりなどの障害予防に，また，循環疾患の予防に役立つばかりでなく，代謝活動を活発にし，より健全な健康生活を過ごすために欠かすことができない．そのためにも，日ごろから生活習慣化した運動としてこれら3つの体力要素を維持，あるいは高めるように工夫し，努めることがなによりも大切であると思う．そのためには，いつでも，誰でも，どこでも手軽にできる運動を自分の生活習慣の中に取り入れることが必要である．

参考文献

九州大学健康科学センター『健康と運動の科学』大修館書店，1998年．
嘉戸脩，坂本洋子『心を揺する楽しい授業　話題源保健』東京法令出版社，1990年．
嘉戸脩『心を揺する楽しい授業　話題源体育』東京法令出版社，1990年．
尾崎雄二他『角川大字源』角川書店，1992年．
征矢英昭他『これでなっとく使えるスポーツサイエンス』講談社，2002年．
東京大学教養学部体育研究室編『保健体育講義資料』東京大学出版会，1984年．
窪田登他『体力トレーニング・ワンポイントコーチ』大修館書店，1996年．
根本勇『勝ちにいくスポーツ生理学』山海堂，1999年．
波多野義郎他『健康づくりのスポーツ科学』同朋舎，1988年．
宮村実晴，矢部京之助『体力トレーニング〈運動生理学的基礎と応用〉』真興交易医書出版部，1986年．
守屋洋『中国古典　一日一言』PHP文庫，2000年．
猪飼道夫，須藤春一『教育学叢書17　教育生理学』第一法規，1968年．

第4章

からだの生理学

1 筋肉系について

(1) 筋肉の特性及び性質

　我々が体を動かすことができるのは筋肉の働きによる．この筋肉には自分の意思で動かすことのできる隋意筋と意思に関係なく働いている不随意筋から成っている．前者は日常の動作や運動に関与する骨格筋である．一方，後者は心筋を始め内臓で働いている筋肉群や血管などに見られる．また，筋の構造上から横紋筋と平滑筋に分けることができる．横紋筋は骨格筋や心筋で見られ，明帯と暗帯の縞模様（横紋）をしている．平滑筋は内臓の管壁をなす筋や血管にあり，横紋を持たない．

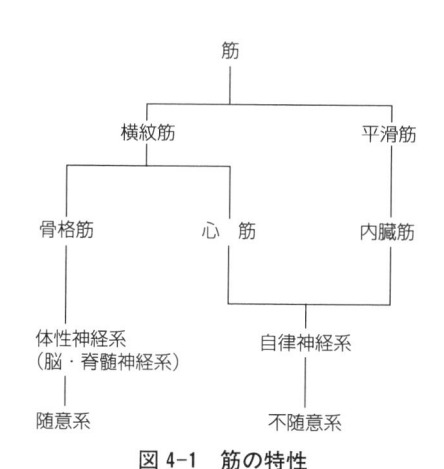

図 4-1　筋の特性

（出所）　渡辺俊男「生きていることの生理学」杏林書院，1995年，p. 104.

(2) 骨格筋の構造

　運動は骨格筋の収縮により行われる．その構造は横紋筋線維の集合体である．この筋腹は，数十本筋線維束から出来上がり，筋線維は筋原線維の集合であり，筋原線維は直径が約50μの繊維状の細胞（筋線維）が束となり，1つの筋束を

図 4-2　筋繊維の集合

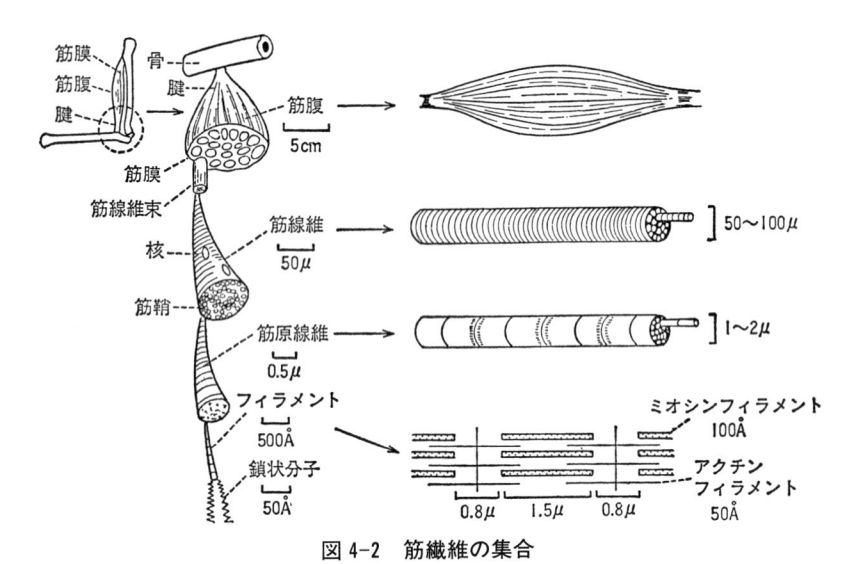

（出所）　渡辺俊男『生きている生理学』杏林書院, 1995年, p. 104.

成したものである．これらの筋線維には筋源線維という直径約1μの繊維状のもので構成している．さらに筋源線維は筋節（サルコメア）の連結から構成されており，その長さは約2μである．サルコメアの中にはZ膜を挟んで太いミオシンフィラメントと細いアクチンフィラメントから成り立っている．

　筋収縮は，このアクチンとミオシンフィラメントの重なった部分（連結橋）で引き合う力が発生し，フィラメント間の滑り込みにより行われる．これをH. E. ハックスレーが発見し，筋の滑走説（sliding theory）と名づけた．

（3）筋収縮の種類

　筋の収縮はフィラメント間の滑り込みによりが短縮することにより力を発揮する．この力の発揮の仕方には3つある．筋の長さを変えないで力を発揮する等尺性収縮と筋の長さが変わりながら力を発揮するもの，さらに設定した一定の速度で動く器具を用い，その速度以上で動かそうと筋を収縮する等速性収縮がある．

等尺収縮には，握力，背筋力，肘屈筋力などの筋力測定をするときにみられるような，一定姿勢を保ったままで筋を収縮させながら力を発揮する力と鉄棒にぶら下がり，その状態を保持する耐筋力がある．

等張性収縮には，短縮性収縮と伸張性収縮がある．これを腕相撲で例にとって

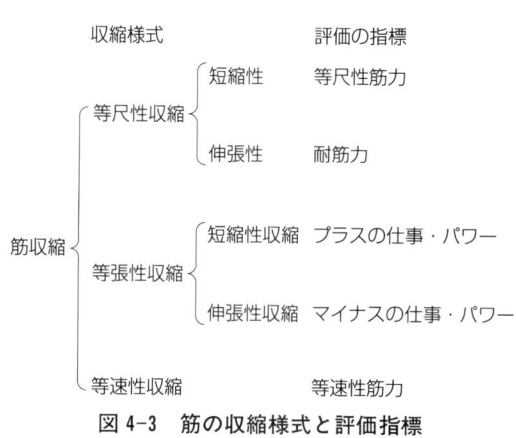

```
                 収縮様式              評価の指標
                ┌ 短縮性          等尺性筋力
         等尺性収縮┤
                └ 伸張性          耐筋力
    筋収縮 ┤
         ┌ 短縮性収縮    プラスの仕事・パワー
         等張性収縮┤
         └ 伸張性収縮    マイナスの仕事・パワー
         
         等速性収縮              等速性筋力
```

図4-3　筋の収縮様式と評価指標

（出所）金子公宥『スポーツ・バイオメカニクス入門』杏林書院，1993年，p.9（積山加筆）．

説明してみれば，相手より力がまさり，ねじ伏せるような筋を短縮しつつ力を発揮する短縮性筋収縮である．ねじ伏せられた相手方から見れば，筋肉は強制的に引き伸ばされながら収縮をし，力を発揮する伸張性筋収縮で行っていたことになる．

等速性収縮は一定速度でしか動かないように設定された器具をできるだけ速く動かそうとするときに発揮する力様式である．設定速度に近いところで動かせば力発揮は少なくてすむし，より速く動かそうとするとそれ自体が負荷として筋力が必要となる．例えば，水泳では，速く泳ごうとして水中で手でかく動作を速めると水の抵抗で腕や肩に負荷がかかってくる．しかし，ゆったりとした動作で泳ぐ場合には水の抵抗も少なく腕や肩にかかる負担も軽くなる．

（4）筋線維の特性

骨格筋には，その筋が活動するときの早さ，発揮される力の大きさ，さらに代謝特性から大きく3つの筋線維に分けられる．SO線維（slow twitch oxidative fiber）はミオグロビンが筋線維に多く見られ，筋収縮速度は遅いが酸化能力に優れ，高い持久能力を持っている．別名は赤筋または遅筋線維と呼ばれる．

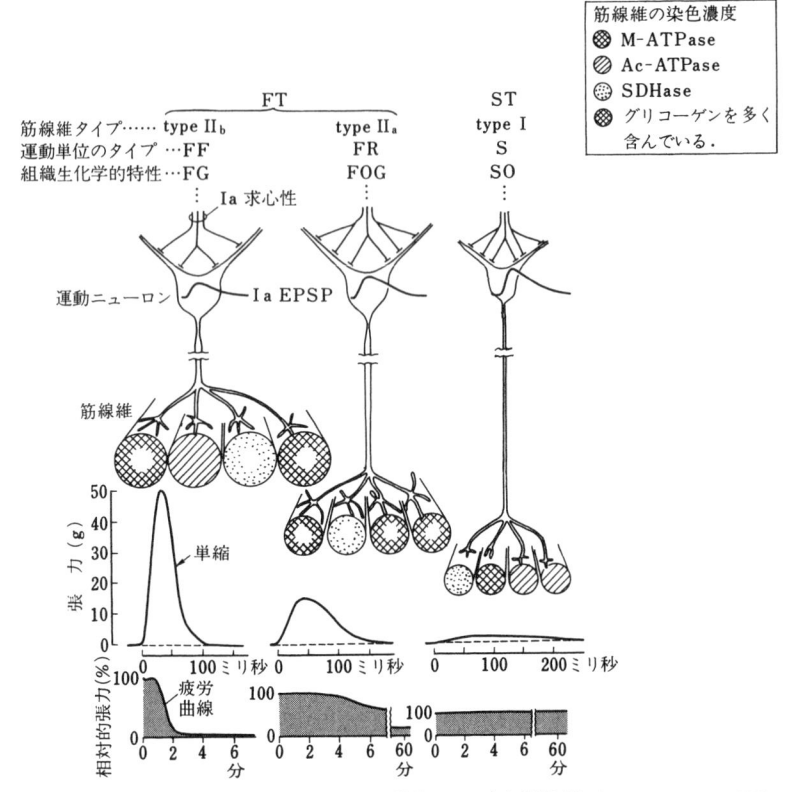

図 4-4 筋繊維のタイプとその生化学的および力学特性 (Bunk et. al., 1975)
(出所) 市川三太,室増男「運動生理学」理工学社,1989年,p. 42.

FG 線維 (fast twitch glycolic fiber) は,ミオグロビンが少なくが,解糖能力に優れ,筋収縮速度が速く,高いパワーを発揮する.白筋または速筋線維と呼ばれる.FOG 線維 (fast twitch oxidative glycolic fiber) は,機能的には速筋線維であるが,生化学的には酸素系と解糖系の両方のエネルギーに依存する筋線維である.SO 線維と FG 線維の両方の特性を持ち,収縮速度も速く,持久能力も高い.

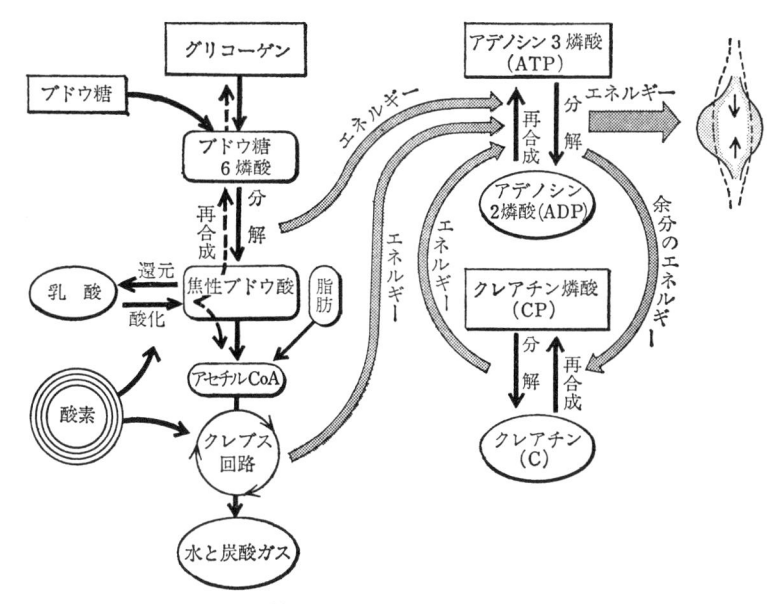

図 4-5　筋運動のエネルギー供給のしくみ

（出所）日本体育協会「実践コーチ教本，コーチのためのトレーニングの科学 1」大修館書店，1981年，p. 66.

（5）筋で発生するエネルギー過程について

　筋は，化学的エネルギーを燃焼して力学的エネルギーを生み出す一種のエンジンである．このエンジンを作動させるための化学的エネルギーとして燐酸化合物やグリコーゲン，脂質がある．直接の筋収縮時に起きるエネルギー過程は，アデノシン 3 リン酸（ATP）がアデノシン 2 リン酸（ADP）に分解するときに 11,000 cal／mol の高いエネルギーを出す．化学的エネルギー源の ATP と ADP それとクレアチリン酸（CP）との分解・再合成で行われ失われた化学エネルギーの補給に糖質，脂質の分解エネルギーが利用される．無酸素の場合，グリコーゲンが分解し乳酸になる過程で，また，有酸素の場合，クレブス回路でグリコーゲンや中性脂肪が水と炭酸ガスに分解する過程でそれぞれエネルギーを放出する．

表 4-1　人体筋のエネルギー供給能力（青年男子）

供給機構		エネルギー容量（体重当り）	エネルギー産生速度（パワー）（体重当り）	供給持続限界
無酸素的	非乳酸性（ATP, CP）	100cal/kg	13cal/kg/秒	$\frac{100}{13} \fallingdotseq 8$ 秒
	乳酸性（グリコーゲン→乳酸）	230cal/kg	7 cal/kg/秒	$\frac{230}{7} \fallingdotseq 33$ 秒
有酸素的	（グリコーゲン →CO_2+H_2O）	∞（酸素十分なら）	3.6cal/kg/秒	∞

(出所)　浅見俊雄『講座・現代のスポーツ科学5　スポーツとパワー』大修館書店, 1977年, p.19.

(6) 運動とエネルギー源の相違

運動は筋の収縮により行われるけれど，その運動の強さや時間によりエネルギー源が異なっている．つまり人間の筋出力をパワーで捉えると，筋出力パワーは持続時間との関係から3段階に分類される．全力で十数秒の運動でアデノシン3リン酸（ATP）とクレアチリン（CP）の分解エネルギーを利用（非乳酸性機構）する．また，全力で1分数10秒の運動では，グリコーゲンを解糖する時の分解エネルギーを利用（乳酸性機構）する．これらを無酸素過程という．乳酸性機構と有酸素的機構を利用をしながら運動する種目（3分以内）もある．それ以上は酸素を取り込みながら酸化過程で生じるエネルギー利用による有酸素性機構により運動を行う．

(7) 筋力・筋パワーの決定因子

筋力や筋パワーはどんな要素から成り立ち，それぞれの働きや特性はいかなるものであろうか．その主なるものを取り上げまとめてみた．

1) 筋力の決定因子

筋力の決定因子は，筋の横断面積に比例し，筋線維に働く神経の関与により，筋線維自体の資質，筋の形状や関節角度の位置関係により，さらに心理的影響により決まってくる．これを項目別に簡単にまとめてみると以下のようになる．

筋力の決定因子

① 筋横断面積の大きさ　　筋横断面積当たり 1 cm² 6.3 kg/cm²（♂♀）
② 神経系の作用　　運動単位の数，信号の量，運動単位の同期化，神経筋抑制
③ 筋線維組成　　等速性筋収縮と筋線維組成（FT 線維の割合）高速運動時に高い筋力
④ 筋の形状と関節角度　　筋紡錘と半羽状筋，力学的効率の変化（関節角度と筋の長さ，方向変化）
⑤ 生理的・心理的限界　　生理的限界に対して心理的限界は 20-30 ％低い（生体防御機構）

2）筋パワーの決定因子

筋パワー決定因子は，筋力とそのとき筋が収縮するスピードの関係とこのとき使われる筋線維の種類により決まってくる．これをまとめて示す．

筋パワー決定因子

① 筋パワーの発揮機構　　筋パワーは筋収縮の速度と筋力の積による．なお，最大筋パワーは最大筋収縮の 1/3 と最大筋力の 1/3 のときに発揮される．
② 筋パワーの要素　　筋線維のタイプにより影響を受ける．FT 線維は ST 線維の約 4 倍のパワーを発揮する．

2　神経系について

(1) 神経系

千変万化を繰り返す外部環境に適切に対応し，内部環境をコントロールし，恒常性を維持するシステムとして神経系の働きは大変重要である．また，いうまでも無く，日常における動作を巧みにしかも合理的に行うためには，緻密で

巧妙な神経の関与が必要である．その神経系の構成は脳や脊髄の中枢神経系と体性神経や自律神経の末梢神経系よりなっている．

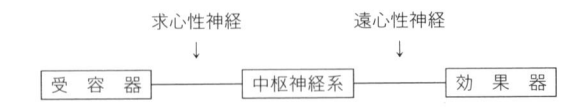

```
              求心性神経          遠心性神経
                ↓                  ↓
    ┌─────┐    ┌─────────┐    ┌─────┐
    │受容器│────│中枢神経系│────│効果器│
    └─────┘    └─────────┘    └─────┘
```

視覚，聴覚，臭覚，味覚，触覚などの受容器から始まって中枢神経内を大脳や小脳に向かうニューロン連鎖を求心性伝導路（上行性伝導路）という．また，大脳や小脳その他の脳内の中枢から効果器（筋肉）に至るものを遠心性伝導路（下行性伝導路）と呼ぶ．伝導路をまたは経路とも呼ぶ．

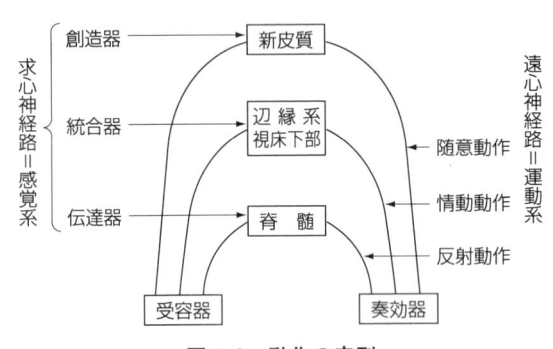

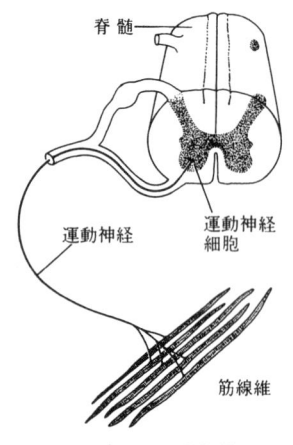

図 4-6 動作の序列
（出所）渡辺俊男『生きていることの生理学』杏林書院，1995年，p. 81．

図 4-7 運動単位
（出所）浅見俊雄『講座・現代スポーツ科学 5 スポーツとパワー』大修館書店，1977年，p. 11．

（2）運動単位

1本の神経は数本から数百本の筋線維を支配し，その神経の興奮によって支配下の筋線維がいっせいに収縮する．このような神経と筋の機能単位を運動単位あるいは神経筋単位といっている．1本の神経線維によって支配されている筋線維の数を神経支配比という．ヒラメ筋では1：120，縫工筋では1：70-170，眼筋では1：10などである．

「目は口ほどものを言う」と諺があるが，神経支配比からも目は豊かな表現を表すものであ

ることがわかる．つまり，神経支配比の小さい筋ほど微細な運動が可能である．

(3) 随意運動と不随意運動

随意運動は視覚，聴覚などの感覚神経より得た情報にもとづき，大脳皮質で判断され運動領野から脊髄の運動神経細胞（α運動ニューロン）を経由して伝わり，その目的の筋活動が行われる．一方，不随意運動は小脳・脊髄などの脳幹以下で感覚刺激が脊髄のα運動ニューロンに伝えられ，反射的に筋が収縮する．

(4) 反 射 運 動

反射運動には刺激に受容器，求心性神経，遠心性神経，効果器（筋肉）

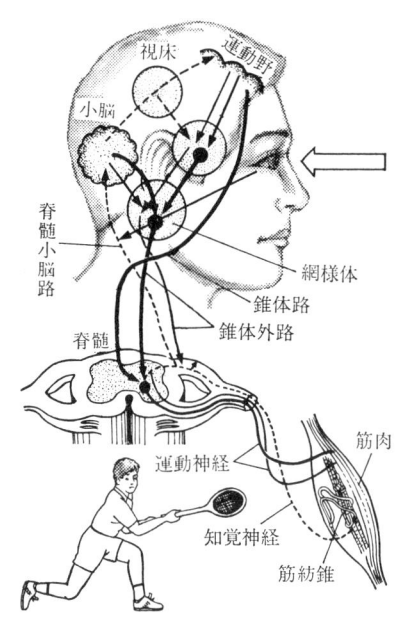

図 4-8　テニスの選手がボールを打つときの情報伝達の経路

（注）テニスの選手は目やその他の感覚器から入った情報を中枢神経の中で処理して，筋に命令を発して適切なストロークをする．
（出所）浅見俊雄「スポーツトレーニング」朝倉書店，1985年，p. 101.

および求心性神経と遠心性神経との間のシナプスなどが関与しており，この経路を反射弓と呼ぶ．これらには伸張反射（単シナプス反射）と屈曲反射（多シナプス反射）がある．前者は膝蓋腱を叩くと大腿四頭筋が収縮し，膝から下が蹴りだされる膝蓋腱反射がある．後者は皮膚に痛みや熱などの侵害刺激を受けた場合，求心神経のインパルスは脊髄内でいくつかの介在ニューロンを経て，屈筋の運動ニューロンを興奮させ，屈曲反射を起こす．これは別名，有害な刺激から身を守る有害受容器反射とも言われる．

相反性神経支配は，屈曲反射が起こっているときにはその拮抗筋たる伸筋は抑制されて弛緩する．

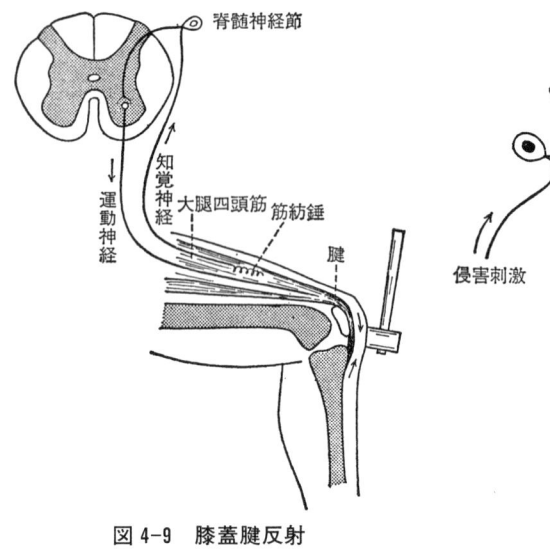

図 4-9　膝蓋腱反射
（出所）渡辺俊男「生きていることの生理学」杏林書院, 1995年, p. 127.

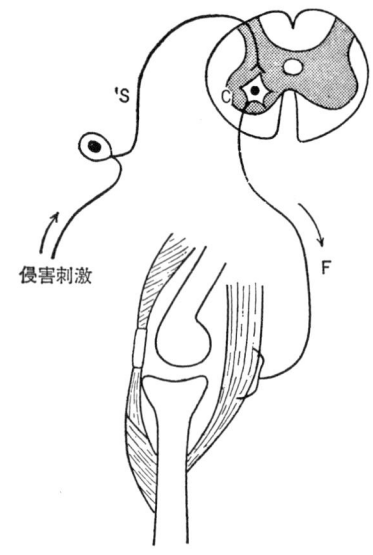

図 4-10　屈曲反射
（出所）渡辺俊男「生きていることの生理学」杏林書院, 1995年, p. 128.

（5）運動パターンの形成

　神経に興奮が伝わるとその経路に物質的な変化を残す．興奮の通過が繰り返されると物質的変化が強められ（記憶，記銘）興奮はいっそう通過しやすくなる．

　1つの神経細胞または樹状突起は多数の神経の樹状突起と連絡してこれから興奮が伝達される．したがって，1つの神経で発生した興奮が連鎖的に伝わっていく経路はきわめて多数で複雑である．この無数にある神経の中を興奮が移行していく経路は最初はまったく平等である．しかし，一度興奮が通過するとその経路は他の経路よりもいくぶん興奮が伝わりやすくなり，これが繰り返されるとますます疎通しやすくなる．しかしながら，疎通しやすくなった経路も使用しなくなるとまたもとに戻る．

　新たな動きを習得する場合，最初はゆっくり正確に，そして段階的に練習することが大切である．その後，速さや力強さなどを加え，また，いろいろな状況に対応できるようにし，さらに自動化が促進されるような練習メニューを工

夫していくことが上達の近道である．これは運動学習が進むことによって，脳幹，小脳，脊髄などで運動プログラムが形成され，運動が自動化することによるものである．

しかし，疲労してくると動作のパターンが変わるばかりでなく，悪い癖や悪い動作での練習は故障や怪我の原因となるので要注意である．

3 循環系について

（1）循環系の役割

この役割は，物質代謝に必要な栄養素と酸素を全身の細胞に運び，その活動のために生じた二酸化炭素を肺に，また老廃物を排泄器官に運ぶ．またその過程で産出した熱を体温調節のために体熱の伝導と放散．さらに各組織の pH，浸透圧などの物理化学的性状の恒常性の維持などの働きがある．

運動時には組織（筋）の代謝が盛んになり，組織の栄養素や酸素需要量は高まり，二酸化炭素や老廃物の産出が盛んになる．これを円滑にするためには，血液量を増加させることが必要であるが，からだ全体の血液量（体重の8パーセントが全血液重量）は一定であり，したがって要求を満たすためには血液速度を速くする．また，運動に関係ない器官の血液を動員する方法がとられる．つまり，心臓の拍数，駆出される血液量あるいは筋肉ポンプによる帰還血液量を促進，または運動していない

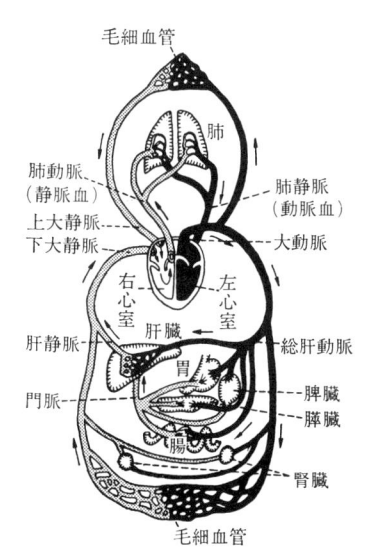

図4-11 肺循環および体循環の模型図
（注）肺循環は肺動脈・肺静脈ならびに肺の毛細管からなる．体循環はそれ以外の血管系をいう．門派は体循環の一部である．
（出所）豊岡章「現代保健体育学体系　運動医学」大修館書店，1975年，p.283.

器官（内臓諸器官）の血管の収縮と運動している筋組織の血管の拡張による．

（2）血液の調節

血液量を規定する要因としては神経による調節と化学的調節がある．神経による調節には，心臓に対する促進神経と抑制神経の働きによるもの，血管運動神経によるもの，また筋からの反射により行われる．化学的調節には，二酸化炭素の濃度水準やアドレナリン，脳下垂体後葉ホルモンなどのホルモン分泌によるものが上げられる．

（3）心　　臓

心臓は生命維持シンボルである．生まれてから死ぬまで休むことなく働き続けている．機械と比較するならば，素晴しい働きである．大きさは各自の握りこぶしぐらいで，重さはおよそ 300g である．

心臓はポンプ作用を営み左心室より大動脈弁を通って全身へ送り出される．毛細血管を通じて組織間液に入り，細胞間液や細胞との物質交換を行い，一部はリンパとなり，大部分は再吸収され静脈血となり大静脈から右心房に帰ってくる．これを大循環という．

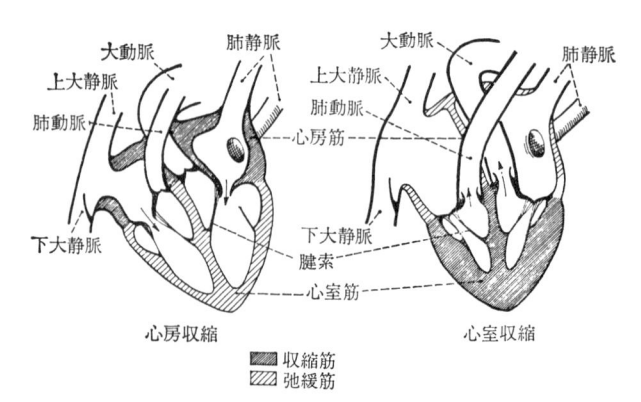

図 4-12　心房及び心室の収縮時血流量と弁作用

(出所)　朝比奈一男，中川功哉『現代保健体育学体系　運動生理学』大修館書店，1969年，p. 53.

右心房から三尖弁を通って右心室に入り，入った血液は肺動脈弁を通って肺に送り出され，肺を循環した血液は肺静脈から左心房に入る．これを小循環という．左心房から僧帽弁を経て左心室に入ってくる．正常成人の場合約1分間である．

運動を長年にわたって継続していると心臓の筋肉は太さを増し，次第に運動に適応するため作業性肥大を呈して心筋が強大となってくる．このような作業性肥大を生ずる心臓をスポーツ心臓といい，一般にマラソンやスキーの距離選手など持久性運動にかかわった選手は左心室の心筋肥大が認められ，重量挙げなどの耐久運動種目の選手では右心房の心筋肥大が現れる．また，病気による心臓に負担をかけた場合も心臓の肥大を見るが，スポーツ心臓と違いは運動をすると正常に働かなくなり危険性が現れることである．

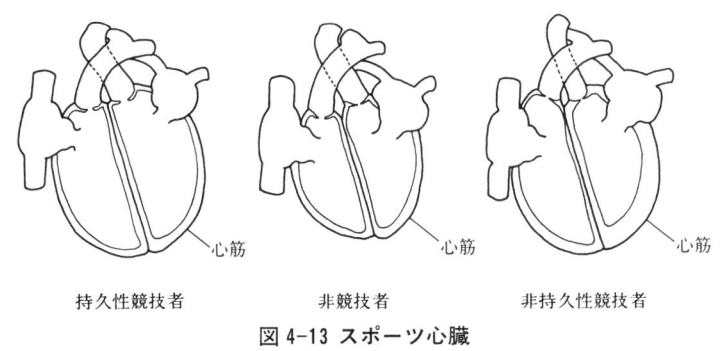

図4-13 スポーツ心臓

（注）持久性競技者（長距離水泳，長距離走）では，心肥大は，左心室腔の大きさの増大によるもので，心蔵壁（心筋）厚さは増さない．非持久性競技者（レスラー，砲丸投げ）では，心肥大は心室壁の厚さが増すもので，腔の広さは増さない（Morganroth と共同研究者〔1975〕Zeldis と共同究者〔1978〕による）．
（出所）窪田登他『体力トレーニング・ワンポイントコーチ』大修館書店，1996年，p.26.

（4）心拍数

人間の心拍数は生まれたときが最も多く拍動しており，毎分約125拍である．成長するにつれて次第に減少し成人になったころ最低となる．その後は加齢と伴に僅かずつ増えることもある．一般成人男子の平常時心拍数は毎分60-70拍程度である．よく鍛錬し持久性能力に優れたスポーツ選手は，安静時心拍数が

30-40拍と拍動数が少ない。反対に日ごろあまり運動をしいない体力のない者においては，安静時の心拍数が100以上拍動していることもある。前者のように非常に心拍数が少ない者を徐脈といい，後者の心拍数が多い者を頻脈という。

運動による最高心拍数は，1分間190-200拍にも達する。最高心拍数も年齢が進むにしたがって次第に低下していく。およそ210－年齢がその年の最高心拍数であるとされている。しかし，心拍数の変動は運動の種類，強度，個人の

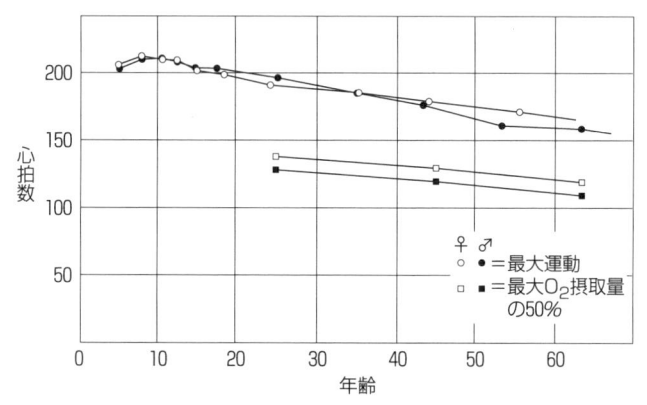

図4-14 最高心拍数の年齢に伴う減少と最大下作業負荷時の心拍数

(出所) 浅野勝己『オーストランド運動生理学』大修館書店，1976年，p.122．

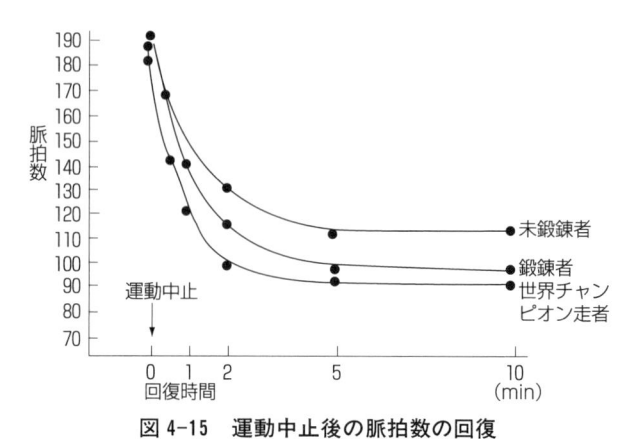

図4-15 運動中止後の脈拍数の回復

(出所) 猪飼道夫，広田公一『スポーツ科学講座3 運動の生理』大修館書店，1973年，p.165．

体質などによって一様ではない．

運動後の心拍数の回復時間は運動の種類，強度，持続時間，個人の体質，平常の鍛錬度によって異なり，一般には軽度な運動ほど早く回復し，同種同程度の運動負荷では鍛錬者のほうが運動による心拍数の増加も少なく，回復時間も早い．運動後の心拍数は，次第に減少しもとに戻るが，その前にやや平均値以上に減少し，再び上昇してもとに戻るような場合が多い．このような現象を陰性相という．

（5）心拍出量

心拍出量とは1分間に心臓から駆出される血液量をいう．この血液量は心臓から駆出される1回拍出量と拍動数（心拍数）の積による．日本人の安静時における1回拍出量は70 ml．心拍数は65-70拍である．したがって心拍出量は4.5-5.0 lとなる．

運動時には運動の強さにより心拍出量も増加する．ただし，1回拍出量は心拍数120拍までは増量していくが，その後はほぼ横ばいである．それ以後は心拍数の増加による．

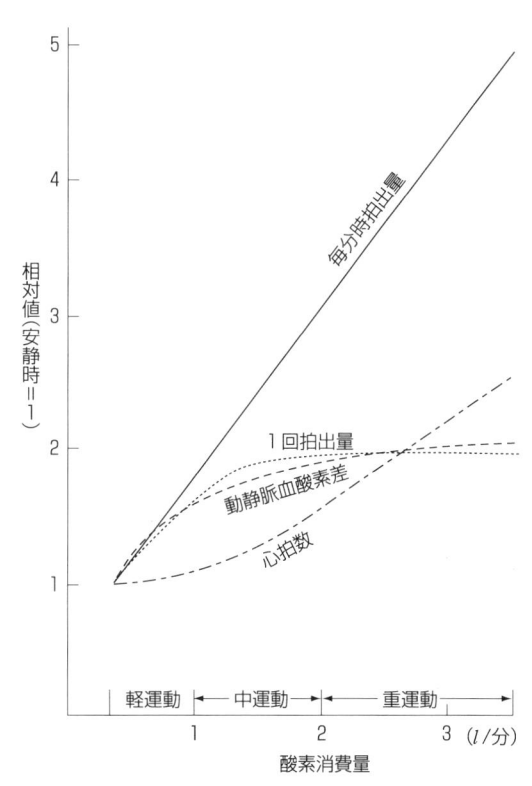

図 4-16 運動強度と循環機能短時間動作の定常状態の値をとる

（出典）朝比奈一男，中川功哉『現代保健体育学体系　運動生理学』大修館書店，1969年，p. 94．

（6）血　　圧

　心臓が収縮し血液が送り出されるときの血圧を最高血圧（収縮期血圧）という．収縮した心臓は次に弛緩しながら血液の流入を行う．このときの圧力を最低血圧（弛緩期血圧）という．最高血圧と最低血圧の差を脈圧と呼ぶ．血管内の圧力を血圧といって大きな血管から小さな血管に行くにしたがって低くなる．毛細血管ではほぼ圧力は無くなる．

　血圧の測定は，上腕動脈部で測定するのが普通である．この部分にマンシェットを巻き，圧を最高血圧以上に上げて血流を止める．圧を徐々に下げ上腕動脈が流れ始めたときに聴診器に音が聞こえる．これが最高血圧である．さらに圧を下げていくと音が聞こえなくなる点があるが，これを最低血圧という．一般成人では最高血圧 120 mmHg，最低血圧 80 mmHg である．年齢が進むにつれて最高血圧は，90＋年齢といわれるように次第に高くなる．

　運動時には，心臓から送り出す血液の量が多くなり，血圧も上昇する．それは運動の強さに比例し，普通の運動時では最高血圧が 20-60 mmHg 位の上昇がある．

　そして運動終了後は次第に血圧上昇も減少し安静時の値に回復する．その後，陰性相を示す場合が多くみられる．この現象は本テキストの心拍数の頁に示さ

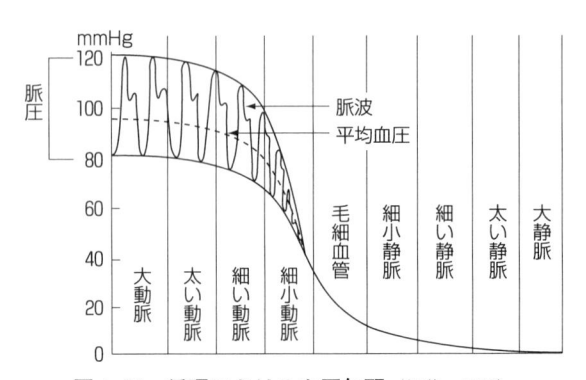

図 4-17　循環における血圧勾配（伊藤，1979）

（出所）青木純一郎他『日常生活に生かす運動処方』杏林書院，1982 年，p. 120．

れた陰性相に関連するもので，測定に際してはむしろ血圧の測定による陰性相の把握のほうが正確である．血圧における陰性相には大体3つの型がある．正常人では激しい運動終了後に陰性相が出ない場合には，一般に血圧の安静時の数値回復が遅い．また，陰性相が遅く出て，回復も遅いといった現象がある．一方，身体をよく訓練した運動選手は，陰性相が早く出て回復が早い．

　このように運動に対する血圧の上昇変化は循環機能増強に伴う一現象であるが，その程度は個人の体質に基づく自律神経系の緊張状態，運動能力などの個人差のほか，運動の種類によって異なる．一般に持久運動や持続運動では血圧の上昇は緩やかで，中止後の回復時間も長い．激しく強い運動では急激に血圧は上昇するが中止後には急速に回復する．

　運動中は最低血圧の上昇より最高血圧の上昇のほうが大きいため，特に高血圧者は注意を要する．

（7）筋肉ポンプ

　血液をより効果的に運用するためには，各器官および組織の末端にある血液を速やかに右心房まで送り返すことである．しかし，静脈に至った血圧はほとんどない．そのため静脈内部には一方向に流れるパラシュート状の弁があり，さらに血管を取り巻く筋やその他の組織により血管を圧迫し，流れを早める．特に，運動時には，筋の収縮による影響が大きく，この現象を筋の搾り出し「筋肉ポンプ」として帰還血流量の促進を高めている．

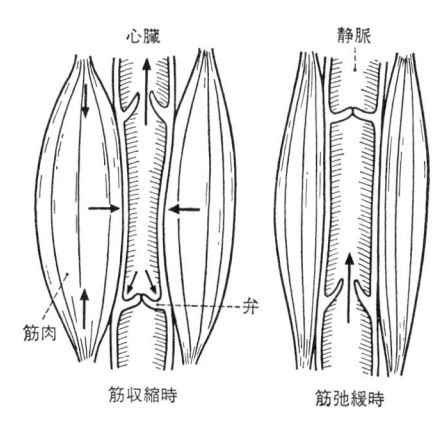

図4-18　筋肉の絞り出し作用

（出所）　青木純一郎他『日常生活に生かす運動処方』杏林書院，1982年，p. 120.

4 呼吸系について

(1) 呼吸の概要

1) 呼吸の意義

呼吸はからだの組織に酸素を取り入れることがその目的であり，その目的を果たすために肺が玄関となり，血液が案内人となり組織で酸素の授受が行われる．酸素はからだの日常の働きを保つ上に必要なばかりでなく，運動するときには運動の激しさに応じてますます多く必要になる．酸素が欠乏するとたちどころにからだの働きは衰える．その生体と環境との間のガス交換と，それらにつらなる生体内の一連の複雑な反応を呼吸という．

2) 呼吸の機構

呼吸器系は体内でのガス交換を行うために，まず，肺の換気がある．その伝達機構は鼻腔，口腔，咽頭，気管を経て気管支に分かれ，細気管支，肺胞管まで分岐し，その先に肺胞がある．

肺は肺胞がぶどう状に配列され，その数は5-6億個ある．肺胞の直径は0.1-0.3mmであり，吸気時の表面積は呼息時の約2倍となる．その総面積は約100 m^2 である．肺胞を取り囲む毛細血管の数は2000本にもおよぶ．

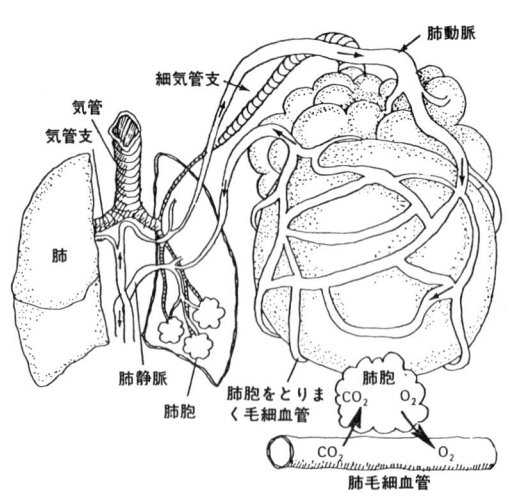

図4-19 換気系とガス交換

(出所) McArdle, W. D. 他，田口貞義他訳「運動生理学」杏林書院，1994年，p. 195.

真の呼吸機構としては，空気中の酸素を肺換気運動により肺胞の周りの毛細血管の働きによって体内に取り込む．取り込まれた酸素はヘモグロビンと結合し，心臓のポンプ作用により組織に送られ，細胞内（ミトコンドリア）の代謝活動に用いられる．このとき細胞内の代謝過程で産出された炭酸ガスは，静脈を経由し肺より排出される．

肺（気相）と血液（液相）とのガス交換を外呼吸または肺呼吸といい，血液（液相）と細胞（液相）とのガス交換を内呼吸さらに組織や細胞内での酸化過程を組織呼吸とよぶ．

3）呼吸の調節

呼吸運動の調節は延髄の呼吸中枢から出る神経によって支配される．神経の反射による呼吸の調節には，肺からの反射，血管（頸動脈体・頸動脈洞，大動脈体・大動脈弓）からの反射，筋・腱からの伸張受容器からの反射，さらに皮膚や粘膜，鼻，眼，内臓などその他部分から反射がある．

血液による呼吸の調節と

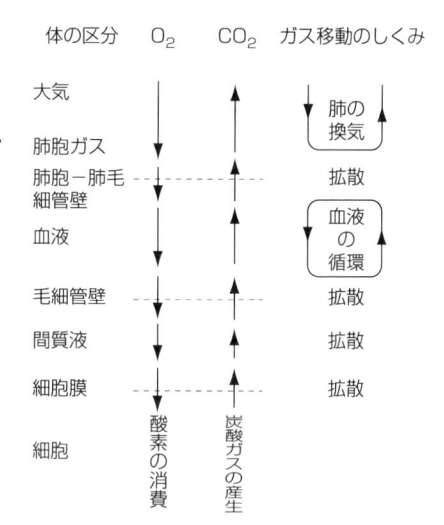

図 4-20 ガス交換の模式図
（出所）宮村実晴，矢部京之助「体力トレーニング運動生理学的基礎と応用」真興交易医書出版部，1986年，p. 62.

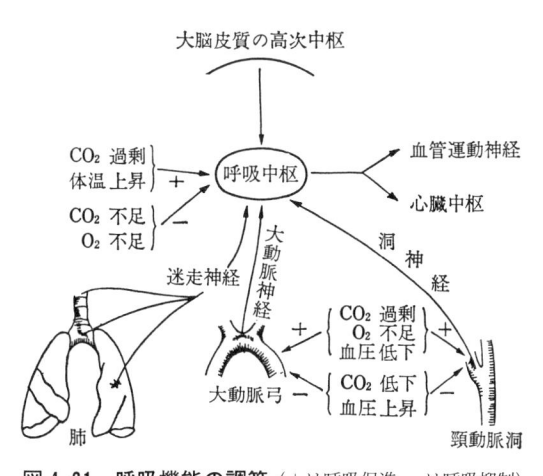

図 4-21 呼吸機能の調節（＋は呼吸促進，－は呼吸抑制）
（出所）朝比奈一男，中川功哉「現代保健体育学体系 運動生理学」大修館書店，1969年，p. 26.

しては，二酸化炭素，酸素，pH 濃度の変化や体温の上昇によりそれぞれの影響下のもとで行われている．

また，呼吸は，大脳による意識的な調整によっても行われる．

(2) 呼吸運動と呼吸型

我々が日常的にしている呼吸は肋間筋と横隔膜による．吸気時には横隔膜の収縮及び外肋間筋の収縮が働き，呼気時には横隔膜の弛緩と内肋間筋の収縮の働きによる．

呼吸運動は主に2つの方法がある．横隔膜が収縮弛緩し，これに伴う胸郭の上下伸縮による腹式呼吸と肋間筋の収縮弛緩による胸郭の前後左右の増減による胸式呼吸がある．通常の場合，我々の呼吸はこの両者の混合の胸腹型であり，男性では腹呼吸が目立ち，女性では胸呼吸が目立つ．これは腹部臓器の構造や服装，習慣などによる差異である．正常呼吸では，その深さもリズムもだいたい一様であって，成人では毎分 16-20 回である．呼吸数は睡眠で減少し，運動や体温上昇で増加する．最大運動時の呼吸数は成人で毎分 40-50 回である．

(3) 換　　気

肺換気は呼吸の状態によって大きく変化する．呼息と吸息での安静時と最大努力時という異なったレベルで，この肺換気量を分画する．

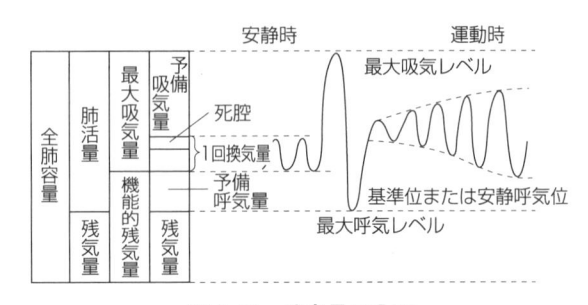

図 4-22　肺容量の分画

(出所)　幸山彰一他「体力・健康概論」杏林書院，1982 年，p. 134．

一回換気量は安静時の努力をようさない呼息から吸息の間の呼気量（吸気量）約 500 ml をいう．この中には口腔や気管支などガス交換に関与しない死腔約 150 ml が含まれる．この呼息した状態から努力によりさらに 1500 ml を呼息することができる．これを予備呼気量という．また，吸息の状態からさらに意識努力により 1500-2000 ml 位吸息できる．これを予備吸気量という．以上これらを合わせ（一回換気量＋予備呼気量＋予備吸気量）肺活量という．通常成人男性で肺活量は約 4.0 l とされるが，その測定評価には性や年齢，体格などを考慮する必要があり，体表面積あたりにして比較するか，身長より求めた標準値と比較するとよい．体表面積は $A m^2 = W^{0.444} kg \times H^{0.663} cm \times 0.008883$ で得る．標準肺活量は，男：$A ml = (27.63 - 0.112 \times 年齢) \times 身長 cm$，女：$A ml = (21.78 - 0.101 \times 年齢) \times 身長 cm$ で求める．実測値が標準値の 80％以上であれば普通である．

　肺換気では，意識による努力呼息をした後にもさらに 1000-1500 ml の残気量がある．予備呼気量と残気量を合わせて機能的残気量という．これらすべてのものを合わせて全肺気量とよぶ．

（4）運動と酸素摂取量，酸素負債量

　安静時の酸素需要量は毎分 200-300 ml であるとされ，これは酸素摂取量と一致する．運動時にはその運動の強度に見合う酸素需要量が必要になる．酸素摂取量と需要量の間には，運動開始においては，十分な酸素供給がまにあわず，その不足分は運動終了後に補給される．これを酸素負債という．通常，中程度までの運動では，運動に必要とする酸素の量と供給する酸素の量がつりあった状態になり，ことを定常状態という．

　運動中，摂取できる酸素の量には限度がある．したがって運動が激しくなり酸素摂取の限度（最大酸素摂取量）に達すると，それ以上酸素を摂取することはできない．激しい運動では酸素需要量が最大酸素摂取量を上回るときには酸素負債を増加させながら継続する．これにも限度がある（最大酸素負債量）．最大

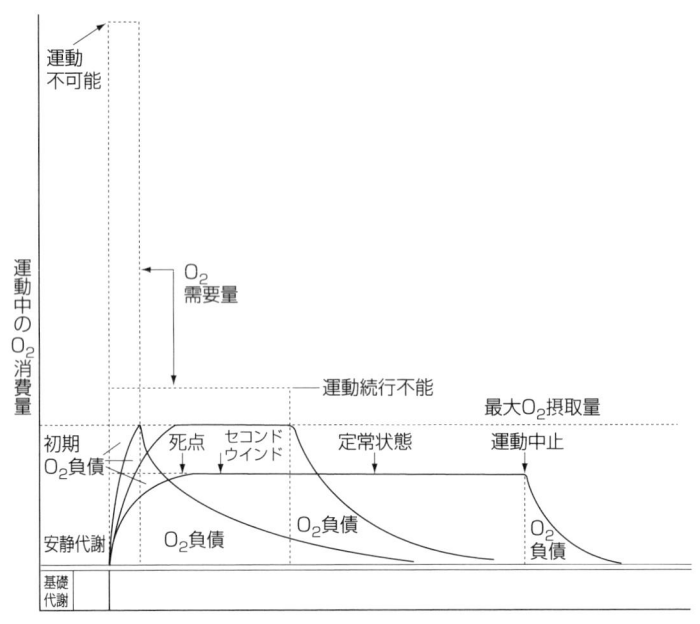

図 4-23　運動時のO_2消費量 （図説生理学）
（出所）　中野昭一編集『図解生理学』医学書院，1981年，p. 258.

　酸素摂取量以下の運動では必要とする酸素量との間にバランスが保たれる（定常状態）。また，これにいたる初期の段階では，酸素需要に対し供給が不足したアンバランスが生じ，非常に苦しい状態になる。これを死点という。それにしばらく耐えると酸素需要に見合う供給がなされ少し楽に運動をすることができる。これをセコンドウィンドという。

　運動と酸素供給過程が円滑に行われている有酸素性作業閾値から，運動強度やスピードを上げていくと酸素供給が間に合わなくなる無酸素性作業閾値に移行していく。つまり，筋肉では運動の強さに応じて常に乳酸が生じているが，この乳酸は酸素が十分あれば分解されてしまう。しかしながら，運動強度が上がり，スピードも速くなってくると乳酸の生成と分解のバランスが崩れ乳酸が筋肉中及び血液中に蓄積する。それによって血液の pH が低下し，グリコーゲンの分解が抑制されて筋肉の収縮が止められてしまう。この急に乳酸が増えて

くる時点を無酸素性作業閾値（Anaerobic Threshold：AT）という．

（5）呼吸に関した雑学

諺に「克己の工夫は一呼吸の間に在り」例えば，喧嘩の場面を思い浮かべてみよう．互いに興奮し，呼吸は浅くしかも速い．今にも取っ組み合いになろうとするそのときに，ゆっくり大きな呼吸をしてみると案外冷静になる．自分の気持ちをコントロールするばかりでなく，精神的な修養として呼吸の仕方は重要な役目を持つ．この呼吸法についてみる．

呼吸法には，胸（肋骨）を広げたり萎めたりする「胸式呼吸」と，お腹を膨らませたりへこませたりする「腹式呼吸」，肩の上げ下げで行う呼吸法もある．一般に，女性に「胸式呼吸」が多く見られ，男性に「腹式呼吸」が多い．特にこの中で，「腹式呼吸」は，精神安定，血圧の上昇抑制，脳の活性化などに高い効果があると言われている．禅や瞑想，神経集中法にこの腹式呼吸が用いられていることは周知の通りである．

腹式呼吸のやり方は，お腹を膨らませたり，へこましたりさせ，横隔膜を上下させることにより呼吸をする．「吸うときは鼻で」「吐くときは口で」が基本であるが，「鼻で吸い，鼻で吐く」でもかまわない．口でのみ行う「口呼吸」は，精神不安定，判断力低下につながりやすいと指摘されているが，現代人によく見かける呼吸法である．

実際の腹式呼吸法は，先ず「ゆっくりと吐き，そして十分に吐き出した後に吸う」という方法で行う．このとき「いやな思いや悪いエネルギーを吐き出してからよいエネルギーを取り入れる」とイメージして呼吸するとさらに効果的である．具体的な腹式呼吸法であるが，最初は，腹をへこませ，口でゆっくり息を吐き出す．先ず口を大きく開け「ハアー」と息を吐き，続いて口をつぼめ「フッフッフッ」と息を吐き，最後に「フー」と肺の中の空気を吐き出す．つまり，腹をへこませ，できるだけゆっくりと時間をかけながら「ハー，フッフッフッ，フー」と息を吐き出す．次に，腹を膨らませながら鼻からゆっくり息

を吸う．十分吸い終えたら，一旦呼吸を止めしばらく間を取り，そして吐き始める．これを数回から数十回繰り返すと，精神の安定や，血圧上昇抑制，脳の活性化につながることが期待できる．

5 排泄系について

　排泄系は，尿と汗とに分けることができる．尿は体内で不要となった物質と水分からなり，排泄を目的として腎臓で作られる．汗は体温調節のためにあり，不要の排泄は目的としていない．

（1）尿について

　尿は血液から腎臓で作られる．腎臓は血液成分を正常に保つために老廃物，

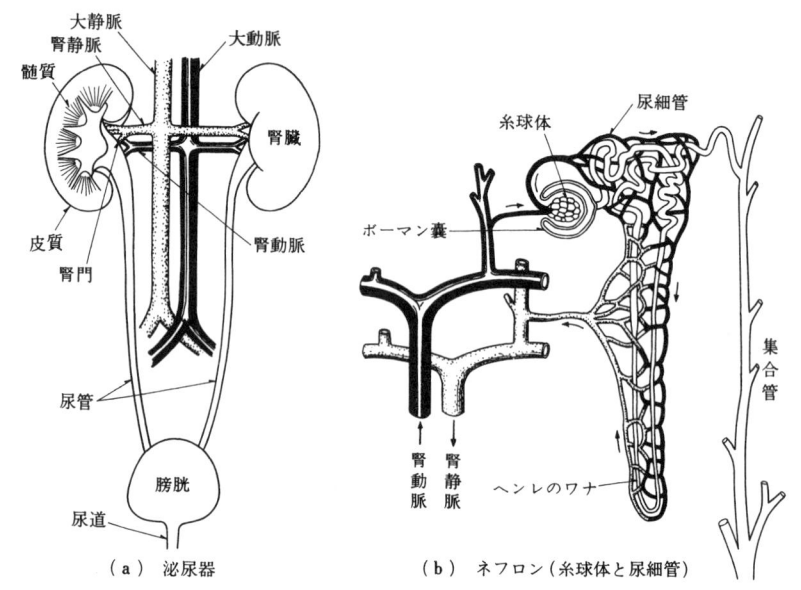

図 4-24　泌尿系とネフロン

（出所）　市川三太，室増男『運動生理学』理工学社，1989 年，p. 14．

水分，塩分を排泄する．したがって，血液中に起きた変化はやがて尿の変化として現れる．腎臓の血流量は24時間に約1500 l，そのうち約400 lが糸球体よりろ過され，その大部分は尿細管より再吸収され，最終的に尿として排泄されるものは約1.5 lである．

1）尿成分の変化

運動によって血液に起こる変化は，やがて尿の変化となって表れてくる．運動によって変化する血液成分では乳酸が第一に問題になる．血液中の乳酸が多くなると尿の酸性は増す．また，運動が激しいときには尿に蛋白が出る．その他尿中に赤血球（血尿）がみられることがあるが，一時的な現象と考えられている．しかし，血尿は正常な状態でないのでこのような状態が反復されることは好ましくない．

尿は一般的に短時間の激運動では変動も大きく，長時間におよぶ持続運動では変化が少ない．尿量は運動直後に著明な変化はないが，その後急激に減少し30分後には最小となる．その後だんだん増加する傾向を示すが，運動による尿の変化は腎臓機能の変化に基因する．

尿は一般に弱酸性を示し，pH 5-7の範囲にあるが，食餌によりpHの変動がある．尿の主なる成分としては尿素，尿酸，クレアチニン，アンモニアなどの窒素化合物およびナトリウム，カリウム，カルシウム，マグネシウムの塩化物，リン酸塩，硫酸塩などがある．

2）運動性蛋白尿

これはスポーツ蛋白尿，労作蛋白尿と呼ばれるもので，その出現率は一般に短時間の激動作後に著明で，長時間の持続運動では少ない傾向があり，そして個人差が大きい．よく鍛錬を積んだ者では，その出現率，量，持続時間などいずれも少ない．

（2）発汗について

汗腺は皮膚にある汗腺（エクリン腺とアポクリ腺）から分泌される．この汗腺に

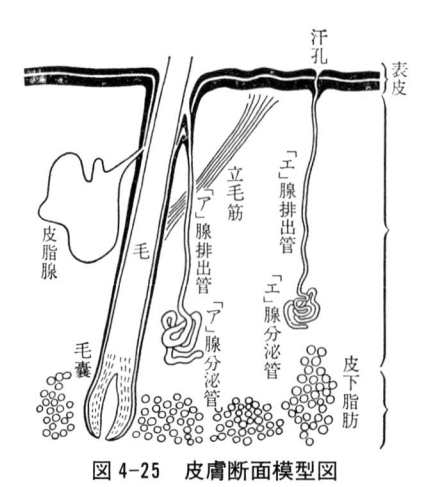

図 4-25　皮膚断面模型図
(出所)　久野寧「汗の話」光生館, 1978 年, p. 25.

は, 200 万-500 万あるが能動汗腺としては 180 万-275 万個である. 運動や高温環境下ではエクリン腺から体温調節のために発汗が起こり, 汗が 1 cc 蒸発すると約 600 cal の熱が放散される. これを温熱性発汗と呼ぶ. このほかにも, 緊張したとき掌や腋下などに出る精神性発汗, 辛いものを食べたときに出る味覚性発汗などがあるがこれらはアポクリ腺が主となって働く.

発汗量は個人差もあって一様ではないが, 夏日の座業中の一日の汗の量は 300 ml 前後, 夏日の歩行中は毎時 400 ml 前後である. また発汗は尿量に影響を及ぼす. 尿の成分は 90 ％以上が水分で残りは, 塩, 窒素化合物, 乳酸などである.

1) 運動と汗の関係

運動をしてしばらくすると体が温かくなり, その内汗ばんでくる. この現象は, 筋収縮時に使用されるエネルギーのほとんどが熱エネルギーになってしまうことによる. この熱を放出するために血液循環を速め, また, 血管の拡張をすることにより対流や輻射を利用し熱伝導をスムーズにする. さらに, 発汗に伴う気化熱により体熱を下げる.

2) 汗と水の関係

高温環境下や運動中での体温調整の一つが発汗作用である. 発汗によりまず筋細胞の周りの液体 (組織間液) の水が失われ, 組織間液の塩分濃度が高くなる. この塩分濃度を薄めるために, 筋細胞内の水が組織間内に移動する. これにより筋組織内の塩分濃度が高まり, この濃度を薄めるために血液の水分が筋細胞内へ移動する. このまま続くと血液内の塩分濃度は高まり, これが原因となって心臓の働きを乱し, 生命維持にとっては, 危険な状態になる. この情報

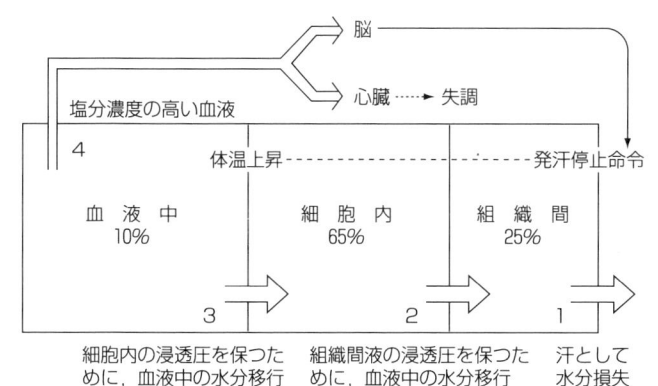

```
              ┌──→ 脳
塩分濃度の高い血液 ─┤
              └──→ 心臓 ……→ 失調
        4
            体温上昇 ─────────── 発汗停止命令

   血 液 中      細 胞 内      組 織 間
     10%         65%         25%

        3           2           1
   細胞内の浸透圧を保つた  組織間液の浸透圧を保つた  汗として
   めに，血液中の水分移行  めに，血液中の水分移行  水分損失
```

図 4-26　発汗に伴う水分の移動

（出所）　九州大学健康科学センター「健康と運動の科学」大修館書店，1998 年，p. 197.

を脳が察知し，直ちに発汗中止の命令が出される．しかし，発汗が停止すると体熱が発散できなくなり体温が上昇する．そしてついに日射病，熱射病などの熱中症を起こし，時には死に至ることもある．

　汗をかくと喉が渇くという作用が生じるが，これによりこの一連の危険な状態を回避しようと働いている．そこで効果的な水の飲み方について取り上げてみる．運動中に摂取した水は，小腸で吸収されるので，できるだけ早くそこに送る．量としては，600 ml までならば水が多いほど早く小腸に送られる．温度としては，胃壁の働きは冷水（5 - 8℃）で活発．溶液濃度は，溶けている物質の量が多ければ多いほど，その液体が胃に留まる時間が長くなり，小腸の吸収が悪くなる．

3) 運動と暑熱ストレス

　夏場は暑さの中で運動をする機会が多くなる．もし，体温調節が失調を起こすようなことにもなれ死に直結する危険性もある．

　ヒトの深部体温が 31℃以下または 42℃以上になると非常に危険な状態となる．我々の体温は熱損失と熱利得のバランスで保たれている．暑熱環境下で激しい運動をした場合には深部体温が上昇する．激しい運動中の代謝量は，基礎代謝量の 20-25 倍に増加．5 分間に深部体温を 1℃上げる．

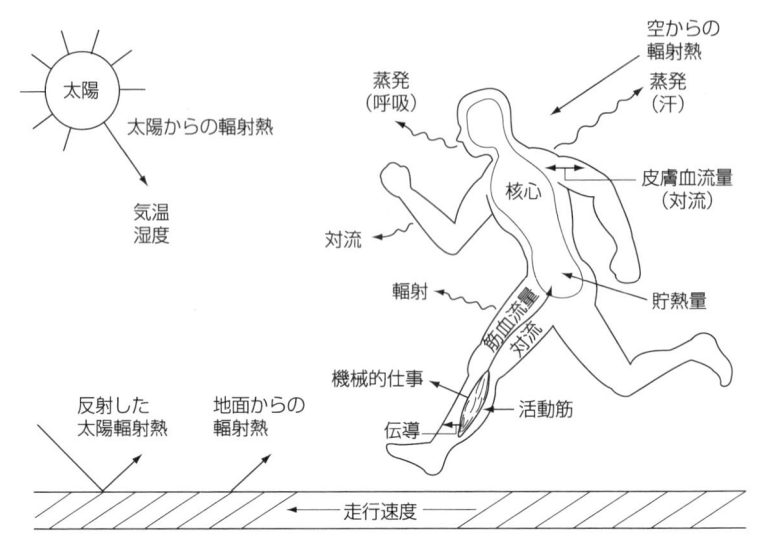

図 4-27 作業筋の熱生産とその後の深部から皮膚への熱移動．適度な環境条件下では余分な熱は環境中へ放散される．

(資料) Gisolfi C. V., and Wenger, C. B. "Temperature regulation during exercise: old comcepts, new ideas," Exercise and Sport Sciences Reviews, Vol. 12. Edited New York, Macmillan Publishing Co., 1984.

(出所) McArdle, W. D. ら，田口貞義他訳「運動生理学」杏林書院，1994 年，p. 445.

熱は輻射・伝導・対流および皮膚と呼吸気道からの水分の蒸発による物理的機序によって喪失する．この時1時間当たり 3.5 l の発汗を引き起こす．

4) 運動時の水分補給

一昔前までは，運動中水を飲むことは練習の妨げになるとされ飲まずに運動を続けることが多かった．しかし，最近では運動時の水分補給は，大変重要でこれを怠ると熱中症の誘因にもなる．特に夏場に運動する際は，発汗による水分損失が大きく脱水状態になるおそれがある．これが生じると活動筋への血流をまず保持するために，皮膚への血液配分が低下し熱放散機構として働かなくなる．脱水が体重の2％以上になると体温上昇を引き起こし始める．これにより運動の継続を妨げるだけでなくパフォーマンスも低下させる．

そこで，水分補給をする必要性がある．運動にともなう発汗の程度によって

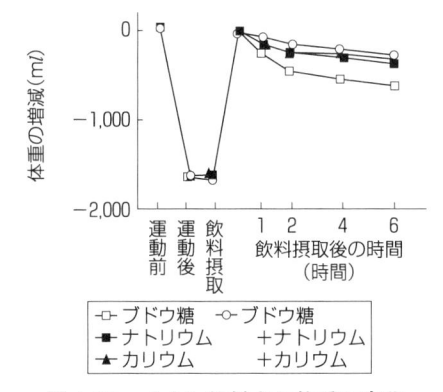

図 4-28　イオン飲料水と体重の変化

(注)　運動後に，イオン飲料水を摂取したあとの体重変化．イオンを含まないブドウ糖のみを含んだ飲料を摂取したグループは，ほかのグループより早く体重が減少．このことは，イオンを含んだ飲料のほうが，より体内に水分を維持していることを示している．

(出所)　征矢英昭他『これでなっとく使えるスポーツサイエンス』講談社，2002 年，p. 86．

水分だけではなくイオン成分（0.1-0.2％の食塩水）や低濃度の糖容水（0.5％以下）を補給するとよい．給水のタイミングは，少量をこまめに（15-20 分おき）に摂るとよい．

参考文献

九州大学健康科学センター『健康と運動の科学』大修館書店，1998 年．
嘉戸脩，坂本洋子『心を揺する楽しい授業話題源保健』東京法令出版社，1990 年．
嘉戸脩『心を揺する楽しい授業話題源体育』東京法令出版社，1990 年．
尾崎雄二郎他『角川大字源』角川書店，1992 年．
矢部京之助『疲労と体力の科学』講談社，1989 年．
鈴木正之『間違いだらけのスポーツトレーニング』黎明書房，1997 年．
征矢英昭他『これでなっとく使えるスポーツサイエンス』講談社，2002 年．
東京大学教養学部体育研究室編『保健体育講義資料』東京大学出版会，1984 年．
窪田登他『体力トレーニング・ワンポイントコーチ』大修館書店，1996 年．
根本勇『勝ちにいくスポーツ生理学』山海堂，1999 年．
波多野義郎他『健康づくりのスポーツ科学』同朋舎，1988 年．
宮村実晴，矢部京之助『体力トレーニング〉運動生理学的基礎と応用〈』真興交易医書出版部，1986 年．

斉藤満,加賀谷淳子『循環運動時の酸素運搬システム調節』ナップ,1999年.
猪飼道夫,須藤春一『教育学叢書17 教育生理学』第一法規,1968年.
万井正人『血圧のはなし』同朋舎出版,1987年.

第5章

栄養と代謝

　我々が日常行っている飲食について考えてみたい．中庸という書物の中に「飲食をせぬ者はいないが，飲食の意味を知っておる者は少ない」と．飲食をするということは，植物や魚貝類，動物などの生命を絶って我々の命の源としている行為としてみることもでき，そうなると実に罪深い存在となる．しかし，それが生きていくための手段である以上，さまざまな尊い命に見合うだけの尊厳的な生きる存在価値を見出さなければいけない．

　このような観点からも考える必要はあるが，もっと身近な食生活の場面から健康を今一度「飲食をするということは，いったいどういうことなのか」について考えてみたい．また，肉体だけを養うエネルギー補給についてばかりでなく，心の栄養補給についても同時に取り上げてみたい．

　まず，栄養について字が物語ることからみると，栄養の栄の解字は，形声．旧字「榮」は意符の木と，音符の𤇾ケイ→エイ（かるい＝軽）とから成る．軽い木，桐の木の意．借りて「さかえる」意に用いる『角川大字源』．木が盛んに燃えているより，栄える意に用いる．栄にはさかえる，はえる，また栄気という活力素の意味がある．榮：木材が燃えるをあらわす．たいまつが燃え上がる意．

　養の解字は，形声．意符の食（たべもの）と，音符の羊（ヤウ）（そなえる意＝供）とから成る．食物を供する，「やしなう」意（『角川大字源』）．養：羊＋食　食：人＋白＋ヒ，白は米で，匙（ヒ）に盛った米を食べる．

　栄養を別の観点から捉えてみると，「心を栄えさせ，体を養う」つまり，心の豊かさや穏やかさがあって，食事もおいしく体の滋養にもなるのではないか．神経質になっているときには食事も喉を通らないばかりか，下痢をすることも

ある．

栄養は英語では，Nutrition＝Nutrire（ラテン語）であり，この意味は，授乳する，養うである．

1 栄養の概念

我々は，生命を維持し，成長を遂げるために，外界から種々な物質を取り入れている．このように種々な物質を取り入れ，それらを体の中でうまく活用するために行われるいっさいの現象を包括して栄養という言葉で表している．またこの栄養の目的のために我々が摂取している物質を栄養素といい，日常においては食事を通じて栄養素を体内に取り入れている．

> 「生体が外界から物質を摂取し，代謝を行い，生体活動に必要なエネルギーを得て，生体物質を更新，あるいは成長する過程を栄養といい，摂取するこの物を栄養素という」（『生化学辞典』東京化学同人，1987年）．

2 栄養素の種類と作用

通常，栄養素といえば，糖質，脂質，タンパク質，ミネラル（無機質）およびビタミンに大別さえる．糖質，脂質，タンパク質は食物の主要な部分を占めるので三大栄養素（macro−nutrient）と一般にいわれている．また，ミネラルやビタミンは微量栄養素（micro−nutrient）と呼ばれる．それ以外に，非栄養素として食物繊維があげられる．さらに，水は人体の70％を占め，これらの栄養素がそれぞれ栄養的作用を遂げるためには不可欠なものである．

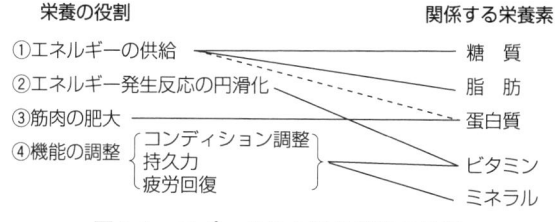

```
        栄養の役割              関係する栄養素
   ①エネルギーの供給                糖 質
   ②エネルギー発生反応の円滑化         脂 肪
   ③筋肉の肥大                   蛋白質
   ④機能の調整 ┌コンディション調整
              │持久力             ビタミン
              └疲労回復            ミネラル
```

図 5-1　スポーツにおける栄養の役割

(出所)　長嶺晋吉「講座・現代スポーツ科学　スポーツとエネルギー・栄養」大修館書店, 1975年, p. 4.

次にこれらの栄養素の体内における作用を大別すると
- a　身体活動に必要なエネルギーを供給する．
- b　組織の構成と消耗物質の補給源となるもの．
- c　体内で行われている様々な活動を調整し，身体機能を正常に保つような条件を満たす．

次にこれらの栄養素と作用との関係を見ると，
- ①エネルギー源となるものは，糖質，脂質，およびまれにタンパク質．
- ②組織の構成源となるものは主としてタンパク質，ミネラルおよび水であるが，脂質，糖質も部分的には関与している．
- ③身体機能を調整するものには，ビタミン，ミネラル，食物繊維および水である．これらは作用の面から調整素ともいわれている．

(1) 炭水化物

　炭水化物は1gあたりのエネルギー発生が約4 kcalで，日常の食事で主食として多く摂っている．炭水化物は，エネルギー源となる糖質とエネルギー源にならない繊維に分けることができる．糖質には，ブトウ糖や果糖などの単糖類，ショ糖や麦芽糖などの二糖類，デンプンやセルロースの多糖類がある．食物繊維は，栄養源にはならないが腸の円滑な働きを助け排便をコントロールするためには大切な要素である．

　糖質はエネルギー源として必要不可欠であり，燃焼が脂質より早くエネルギ

ーとして役目を果たす．通常は必要カロリーの半分以上を占めている．

働きは，ブドウ糖は脳細胞への唯一のエネルギー源．また，血糖として体内存在しエネルギーの補給，疾病に対する抵抗力或いは治癒力として働く．肝臓にグリコーゲンとして蓄えられ，アルコールなどを分解する解毒作用として働く．

過剰摂取は，肥満の原因なり高血圧や高脂血症，心疾患，関節炎などにつながる．不足すると，疲労感が出やすくなり，エネルギー不足，記憶力や思考力の低下が生じる．さらにひどくなると意識障害が出てくる．

(2) 脂　　質

脂質は，1gあたり9kcalのエネルギーを出し，主にエネルギー源として利用される．また，エネルギーの貯蔵として体脂肪となるばかりでなく，内臓のクッションの役割を持ち，外界との熱伝達の防波堤の役目もはたす．

脂肪酸には必須脂肪酸，飽和脂肪酸，不飽和脂肪酸の3種類ある．必須脂肪酸（不可欠脂肪酸）は，体内で合成されない脂肪酸（リノール酸，リノレン酸，アラキドン）で血管や末梢神経を調節している．この中でも大豆や卵黄に多く含まれるリン脂質は，細胞膜を構成する役割を持っている．

飽和脂肪酸は，動物性食品に含まれ，コレステロール（生体膜の重要な成分．性ホルモン・副腎皮質ホルモン・胆汁酸を合成）や中性脂肪を増やす．また，血液の粘度を高める．

不飽和脂肪酸は，植物性食品に含まれオレイン酸やリノレン酸などは，血中コレステロールの低下作用を持つとされる．

脂質は，糖質に比べ燃焼が遅いけれども長時間にわたってエネルギー供給を続けることができる．また，脂質には，体内でつくることのできない必須脂肪酸が含まれており，体の細胞膜の成分，ホルモンの材料として重要である．

脂肪には，動物性脂肪と植物性脂肪があり，摂取比率としては1：2の割合で植物性を多くすることが望ましい．

脂質を摂りすぎた場合，栄養素の中で最も肥満になりやすく，高コレステロールからくる動脈硬化や心臓発作，脂肪肝，ガンなど生活習慣病の危険因子となる．しかし，不足しすぎると便秘や肌荒れの原因になり，特に植物性脂肪の不足は，動脈硬化の引き金になることもある．

(3) タンパク質

タンパク質はアミノ酸の集合体でその組み合わせによって，筋肉や皮膚，髪の毛，血液，酵素，ホルモンなどの主成分として体の組織をつくる栄養素として使わる他に，エネルギー源としても用いられる．生命活動に直結する大切な成分でもある．エネルギー発生は1gあたり4kcal．タンパク質はアミノ酸が結合したもので約20種類ある．そのうち体内で結合することができない8種類のアミノ酸を必須アミノ酸といい，食品から摂取しなければならない．

タンパク質は，動物性と植物性とがあり，必修アミノ酸の組み合わせの組み合わせが異なっているから，その両方を摂るように心掛けよう．タンパク質の必要量は，体重1kgあたり1-2gである．

タンパク質の主要な働きは，筋肉強化，病気や怪我に対する抵抗力・治療力を高める，精神状態の安定，脳の働きを活性化することができる，エネルギー代謝を高める．また，筋肉，内臓，血液，骨，酵素，ホルモンなどの構成成分である．

タンパク質の過剰摂取は，肥満の原因，痛風や骨粗鬆症，頻脈や高血圧を引き起こす．また，肝臓病や腎臓病，尿毒症を発症したり，神経過敏症や不眠症になる．不足した場合は，スタミナ不足，脳の働きの低下に伴う記憶力の減衰が生じる．

タンパク質のことをよくプロテインと呼ぶことがあるが，その言葉の語源はギリシャ語のプロテイオス「最も重要」から派生している．

(4) ミネラル

ミネラルは無機質とも呼ばれ，組織成分として重要な役割を担い，円滑な調整成分として相補作用がある．ミネラルは元素そのもので，酵素を構成する要素となっている．体重の 95 ％は酸素・炭素・水素・窒素の 4 元素からなり，残りの 5 ％が必須の微量元素からできている．骨や歯の主成分であるカルシウムやリン，赤血球の主成分の鉄，pH や浸透圧の調整を行うナトリウム・カリウム，神経や筋肉の興奮を調節するマグネシウム，皮膚や骨格の発育・維持にかかわる亜鉛などがある．ミネラルの主な生理作用は，次の 3 つがあげられる．

① 血液や体液の pH や浸透圧を正常に保つ．

② 骨や歯をつくる．

③ タンパク質やその他の化合物と結合して生体の成分となる．

ミネラルは体内ではわずかな成分約 4－6 ％であるが，有機質と結合して，また遊離イオンとして，体の組織をつくる上でなくてはならない要素である．ミネラルは，体の調整に働くなど潤滑油の役目を担っている．不足すると，免疫力が低下し，さまざまな疾病を引き起こす．またビタミンの機能を発揮することができなくなる．

(5) ビタミン

ビタミンは，わずかな量ではあるが体内のさまざまな機能を円滑に働かせ，生理作用を調節するものである．ビタミンは壊れやすくまた，体内で合成することができないために食物の成分として摂取することが必要である．不足すると食べ物の消化がうまくいかず，疲れやすく，また特有の欠乏症を伴いながらさまざまな生活習慣病を併発する（表5-2）．ビタミンには脂溶性（ビタミンA，D，E，K）と水溶性（ビタミンB群，Cなど）に分けることができる．しかし，脂溶性ビタミンには，過剰症があるので摂りすぎには注意が必要である．

カロチンは，植物だけに存在するカロチノイドと呼ばれる色素の 1 つで，抗酸化作用が高い物質．β カロチンは活性酸素の害を防ぐとともに弱まった免疫

力を助けるような働きがある．また，ガン遺伝子の発現を抑制という予防にも効果がある．

αカロチンは，ガンの予防効果はβカロチンよりも強力であることが知られるようになってきた．また，細胞増殖を進めるために必要なオルニチ脱炭素酵素の活性を高める効果もある．これらは，緑黄色野菜にある．

(6) ミネラルとビタミンの協力および相違点
1) ミネラルとビタミンの協力

栄養素は，どれも互いに協力しながら生体の機能を維持している．特に，微量栄養素のミネラルとビタミンは協力関係にある．例えば，骨の生成は，カルシウムが不可欠な要素であることはいうまでもないが，ビタミンD，Kがなければうまくいかない．また，貧血（鉄欠乏性貧血）になった場合，鉄さえ補充すれば十分というものではなく，ミネラル成分のほかに，ビタミンB_6，B_{12}，葉酸，ビタミンCといったビタミンが欠かせない．

代謝には，ある食物物質から消化吸収する際に新しいものに合成する作用と，1つの物質を分解して他の物質にかえる働きがある．これらに欠かせないのが酵素である．酵素はタンパク質でできており，生体内で化学反応を促進し，円滑に行う触媒の役目をする．この酵素が円滑に働くためには，これを補うビタミン（補酵素）とミネラル（補因子）が必要不可欠である．これらの要素は，役目が終わると排泄されずに体内に留まり，必要なときに再利用される．

2) ビタミンとミネラルの相違点

ビタミンとミネラルは共に微量栄養素であるが科学的に違いがある．
  a ビタミンは有機化合物であるのに対し，ミネラルは無機質である．
  b 脂溶性ビタミン（A，D，E，K）を除けば過剰摂取しても体に害はないが，ミネラルは少し多く取りすぎれば中毒症を起こす．

表 5-1　ミネラルの働きと欠乏症状

名　称	働　き	含まれる食品	欠乏症状
カルシウム	骨・歯の組織形成，細胞の情報伝達　心筋の収縮作用など	小魚や乳製品に多く含まれ成人で一日当り600mg摂取が必要	発育不全，骨の異常　骨粗鬆症，神経過敏
鉄	ヘモグロビン内で酸素運搬　ミオグロビン内で血液から酸素摂取	レバーや豆類，ほうれん草に　女性や妊婦は不足がち	鉄欠乏症貧血，疲労健忘，発育不全
リン	カルシウムと結合して骨・歯などの組織を形成	肉，魚，卵黄，ぬかなどに豊富に含まれ，通常食では不足しない	骨折しやすくなる
マグネシウム	酵素の活性化やタンパク質の合成を助け，神経機能を正常に保つ	魚介類，ほうれん草に多く含まれる　血液で過剰になると神経，筋肉の興奮性の低下	生育障害，神経の興奮性格の変化
ナトリウム	細胞外液の浸透圧を保つ	食塩として摂取　過剰の摂取は高血圧の一因となる	筋肉の痙攣　食欲低下
カリウム	エネルギー代謝や筋肉の機能の調整に係わる	豆類や緑黄色野菜に多く含まれる　多量に摂取すると血圧下降の作用	筋力低下，食欲低下　不整脈
銅	鉄の代謝や吸収を助け，ヘモグロビンの形成にかかわる	牛のレバーや魚介類に豊富に含まれる　貧血の予防や治療に役立つ	貧血，骨折しやすくなる
ヨウ素	甲状腺ホルモン構成成分	海草や魚介類に豊富に含まれる	甲状腺腫，疲れやすい
マンガン	骨代謝や糖脂質代謝に関わる	干し椎茸やきくらげ，干し海苔，豆類などに豊富に含まれる	骨の発育低下，生殖能力低下，運動失調
セレン	細胞の酸化を防ぐ抗酸化物質　老化防止やがん細胞を防ぐ	鰯や鰹に多く含まれる	風土病性の心筋症
亜鉛	タンパク質や核酸の合成を助ける	魚介類や肉類などの多くの食品に含まれる	味覚障害，皮膚炎　成長障害，鬱状態
クロム	糖代謝や脂質代謝に必須のミネラル　血清中のコレステロール恒常維持	豆類や海藻類に豊富に含まれる	耐糖能の低下，昏迷
モリブデン	キサンチンオキシターゼなどの活性に必要なプテリン酵素の成分	豆類に豊富に含まれる	成長障害

表5-2 ビタミンの働きと欠乏症状

名　称	働　き	含まれる食品	欠乏症状
ビタミンA	視覚，粘膜，上皮細胞の正常化，免疫機能，生殖機能の維持，抗がん，抗酸化作用，感染予防など	レバー，魚類，乳製品，牛乳，卵，緑黄色野菜，海藻類，油脂類に豊富に含まれる	夜盲症（鳥目），角膜乾燥症，視力順応力の低下，感染症への抵抗力低下，皮膚の乾燥・角化
ビタミンD	カルシウム，リンの吸収促進など	魚類，きのこ類，卵に多く含まれる	くる病，骨軟化症，骨粗鬆症
ビタミンE	抗酸化作用，血行促進など	植物油，穀類の胚芽部，種実類，抹茶などに多く含まれる	溶血性貧血，しみ，ひび，あかぎれ，しもやけ
ビタミンK	血液凝固，カルシウムの代謝など	緑黄色野菜，牛乳，乳製品，肉，卵，果物，納豆（発酵食品）に多く含まれる	血液凝固時間の延長新生児・乳児の出血性疾患
ビタミンB_1	糖質代謝，神経機能正常化など	穀類や種実類，豚肉に多く含む　玄米の含有量を100とすると精米は19	脚気，多発性神経炎，便秘，浮腫心肥大，ウェルニッケ脳症
ビタミンB_2	栄養素の代謝，成長促進作用など	ヤツメうなぎ，レバー，乳類，きのこ類，海藻類，緑茶などに含まれる	口内炎，脂漏性皮膚炎，口角炎，口唇炎，角膜炎
ナイアシン	糖質・脂質の代謝，アルコールの代謝，皮膚粘膜発育促進など	酵母，レバー，穀類，豆類，種実類，ミルク，緑黄色野菜に多く含まれる	ペラグラ，口舌炎
ビタミンB_6	タンパク質の代謝，発育促進作用	魚介類，肉類，豆類，穀類，種実類，野菜類に豊富にある	末梢神経炎，皮膚炎，貧血，痙攣，成長が止まる
養酸	タンパク質の代謝，造血ＤＮＡ生成促進など	緑黄色野菜，小麦，マッシュルーム，酵母，レバーに多く含まれる	大赤血液性貧血，胎児神経管障害，高ホモシステイン血症
ビタミンB_{12}	タンパク質の代謝，赤血球の生成	魚介類，レバー，海藻類に含まれる	悪性貧血，疲労，消化不良
パントテン酸	栄養素の代謝，各種ホルモン合成毛髪，皮膚の栄養など	レバー，うなぎ，卵など動物性食品に多く含まれる	疲労，睡眠障害，めまい，悪心，動悸，頭痛，手足まひ，痙攣
ビオチン	脂肪酸・アミノ酸の代謝皮膚の正常化など	卵黄，レバー，玉ねぎ，ほうれん草，豆類，果実などに多く含まれる	脂漏性皮膚炎，湿疹，脱毛
ビタミンC	コラーゲンの合成，抗酸化作用，抗炎症作用，鉄分の吸収促進など	果実類，緑茶，緑黄色野菜などに豊富に含まれる	壊血病，皮下出血，骨形成不全，貧血，成長不良，歯槽膿漏

3 栄養素のカロリー値およびその摂取量の割合

我々が摂取している栄養素にはそれぞれ熱量があり，この測定にはボンベイ熱量計が使用される．これに消化吸収率を加味し求められたのが，それぞれ栄養素のカロリー値である．1 cal は水 1 g の温度を 1 気圧の下で 14.5℃から 15.5℃まで 1℃高める熱量で，これは 4.186 joule に相当する．ところがこのカロリーの単位は小さいので一般にはキロカロリーを用いている．

自分に見合うカロリーを摂取するためには，年齢，性差，体重，運動量などに基づくことが大切である．通常の職種の人は適正体重×（30-40）cal の間が適正カロリーである．食べ過ぎる傾向のある人は，カロリーオーバーになりやすくこれが誘引となって生活習慣病（糖尿，高脂血漿，高血圧など）につながっていく．これを防ぐためには，食事の始めに低カロリー食品（野菜，海藻など）を摂り，満腹感を満たしておくとよい．痩身願望の女性は，通常生活をしながら基礎代謝に必要なカロリー量ぐらいしか摂っていない場合には栄養失調になるか，もしくは拒食症になる危険性がある．

我々が一日に摂取するカロリー量は，一日に栄養素を摂取する量の割合は，糖質で 55-68％，脂質で 20-25％，タンパク質で 12-13

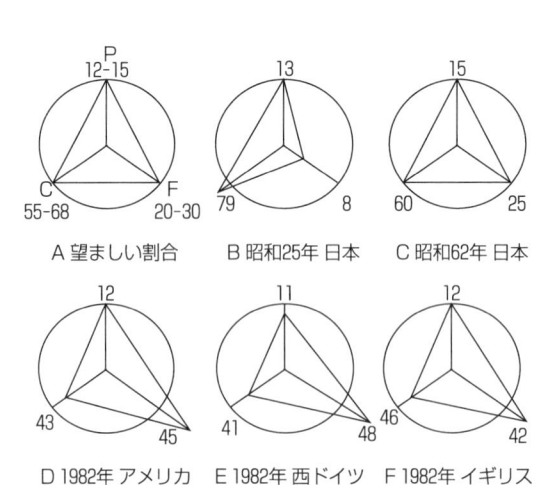

図 5-2 糖質（C）脂質（F）タンパク質（P）の摂取割合

(出所) 嘉戸脩，坂本洋子「話題源保健心を揺する楽しい授業」東京法令出版，1988年，p. 408.

%である．この摂取の仕方は，ほぼ理想的な摂取の仕方である．これを国別でその状況を示した．

4 食品群の種類とその特色

(1) 3色食品群

3色食品群は，食品群と含有栄養素の特徴によって分類．また，食品にはさまざまな働きがあることを示した．食物についての知識や関心の薄い人々に対し食品と栄養の関係を知らせるために，1925年に広島県庁の技師岡田正美が考案した．

表5-3　3色食品群

赤　群	黄　群	緑　群
血や肉を作るもの	水や体温となるもの	体の調子をよくするもの
魚・乳・肉・豆類・卵	穀類・油類・イモ類・砂糖	野菜・海藻類・キノコ

(2) 4つの食品群

食品群をそれぞれ栄養的特徴によって4つに分類．栄養に富んだ食品を多くとるように，女子栄養大学の香川綾が考案した．

表5-4　食品4群

1群	2群	3群	4群
栄養に富んだ食品群	主にタンパク質源になる食品群	主にビタミン・ミネラル源になる食品群	主にエネルギー源になる食品群
牛乳，卵	魚，肉，豆類	緑黄・淡色野菜，果物，イモ類	穀類，砂糖，油類

(3) 6つの基礎食品

食品群の含有栄養素の種類の特徴によって6つに分類．栄養素の働きを理解し，バランスの取れた栄養素を摂取するために，どんな食品をどのように組み合わせて食べればよいか厚生省が作成し普及させている．

第1群は主としてタンパク質で約20種類のアミノ酸からできている．このうちトリプトファン，メチオニン，リジン，フェニルアラニン，ロイシン，イソロイシン，バリン，スレオニンの8種類は必須アミノ酸と呼ばれ1種類でもかけると栄養障害を起こす．タンパク質は筋肉や皮膚，骨，酵素，細胞や内臓にいたるまで生命の維持に不可欠なものである．不足すれば体にさまざまな障害を引き起こす．時には精神障害に陥ることになる．子どもにおいては成長阻害につながる．

　第2群はミネラルで主としてカルシウム．カルシウムは体内のミネラル分として非常に多く占めている．骨と歯に99％があり後の1％が体内で重要な働きをしている．不足すると精神的に不安定になり，骨からカルシウムが流出し，骨折しやすいもろい状態になる．

　第3群は緑黄色野菜で所要な要素ではカロチンである．カロチンは目，鼻，胃などの粘膜を健全な状態に保ち，風邪にかからない健康な丈夫な体をつくる．不足すると肌荒れやドライアイ，胃腸障害を起こしやすくなる．

表5-5　基礎食品6群

群	食品分類	主なる供給源	その他の供給源	主なる食品例
1	魚，肉，卵，大豆，大豆製品	タンパク質	脂肪，カルシウム，鉄，ビタミンA_1，B_1，B_2	魚介類，牛肉，豚肉，鶏肉，鶏卵，納豆，豆腐
2	牛乳，乳製品，小魚，海藻類など	カルシウム	ミネラル，タンパク質，ビタミンB_2，鉄	牛乳，チーズ，ヨーグルト，めざし，小魚，昆布，わかめ
3	緑黄色野菜	カロチン	ビタミンC，カルシウム，鉄	ほうれん草，小松菜，人参，トマト，かぼちゃ，ピーマン
4	淡色野菜，果物	ビタミンC	カルシウム，ビタミンB_1，B_2	大根，白菜，胡瓜，玉葱，レタス，キャベツ，みかん，リンゴ，柿
5	米，パン，麺類，芋類	糖質	タンパク質，ビタミンB_1，C	米，小麦，パン，うどん，サツマイモ，ジャガイモ，菓子
6	油脂類，脂肪	脂質		大豆油，サラダ油，米油，バター，ラード，マーガリン，マヨネーズ

第4群は淡色野菜，果物でビタミンCが主な栄養素である．ビタミンCは抗酸化作用，メラニン色素の生成をを抑え，鉄分を吸収しやすくする働きがある．また，コラーゲンの生成に関与することから皮膚のコンディションを整える作用もある．さらに，風邪など引き始めにたっぷり摂ると体の抵抗力が高まるのですぐ回復する傾向がある．

　第5群は炭水化物で主として糖質となって，体の組織・機能の調整やエネルギー源として働く．非常に有効なエネルギーであるが過剰摂取や運動不足により余剰のエネルギーは脂肪に変わり皮下脂肪や内臓脂肪としてつきやすい．

　第6群は油脂や脂肪で栄養素としては脂質である．脂質はエネルギー源としてはもちろんであるがホルモンや細胞膜，角膜などの構成成分として働く．また，脂溶性ビタミンの吸収を助ける．なお，過剰摂取は心筋梗塞などの生活習慣病につながりやすい．

（4）食品の組み合わせ

　日本の食生活の基本は，一汁三菜の食膳形式があり，食事の柱となる主食（米）や主菜（魚介類，豆類）を決め副菜（野菜，海藻類，果物）や汁物で変化をつけていく．これを料理というが，料理の字義は「料」が，はかりで「理」が，おさめるである．つまり，食物の性質をおさめ（理），そのバランスなどはかり（料）ながら調理することである．

　食品には主食，主菜，副菜に分けることができる．

① 主食食品（エネルギー源）

　主食食品は，日本の場合ご飯やうどん，そばなどの穀類がその主食となっている．これはエネルギー源の補給として重要な役割を担っているが，これだけでは不十分である．そのためエネルギー源として知られている糖質や脂質を含んだ穀類やイモ類また油性類，動物性脂肪など摂取する必要性がある．

② 主菜食品

　主菜食品は，主にタンパク源の補給として摂取される食品である．しかし，

タンパク質を含む食品には脂質やミネラル，ビタミン類も含まれているので重要な供給源である．

③ 副菜食品

副菜食品は，主菜食品や主食食品に含まれていないミネラルやビタミン類を含んでいて，生体機能を円滑に働かせるための相補作用がある．また，食物繊維を多く含んでいる．

5 健康づくりのための食生活指針

国民における生活習慣病（悪性新生物，循環器系疾患，糖尿病など）が健康に及ぼす大きな問題となっている．その予防のために日常の食生活を規則正しいものとすることは大切なことである．平成12年厚生労働省，農林水産省，文部科学省の連携により「食生活指針」が示されている．それは以下の10項目である．

・食事を楽しみましょう
・1日の食事のリズムから，健やかな生活リズムを
・主食，主菜，副菜を基本に，食事のバランスを
・ごはんなどの穀類をしっかりと
・野菜，果物，牛乳・乳製品，豆類，魚なども組み合わせて
・食塩や脂肪は控えめに
・適正体重を知り，日々の活動に見合った食事量を
・食文化や地域の産物を活かし，ときには新しい料理も
・調理や保存を上手にして無駄な廃棄を少なく
・自分の食生活を見直してみましょう

6 身土不二の法則

　近年のように交通網が整ってくると，世界各地から珍しい食べ物や季節に関係なく手に入れることができる．しかし，人間の体は，その気候や地域に適応するようにできている．たとえば，夏や熱帯地方では，体を取り巻く環境は高温であり，体温は上昇する傾向にある．そのため体を冷やす作用が必要となり，この手助けをしてくれるのが，スイカやパイナップル，パパイヤなどの野菜や果物である．反対に冬や寒冷地帯では，外気は体を冷やすように働くために，これを防ぐためには体を温めるジャガイモやショウガなどの根菜類を取ればよいことになる．

　われわれはこの体と食物の関係を無視し，冬でもバナナやパイナップルなど熱帯地方で取れるものを平気で食べる．温めなければならない食物の代わりに，さらに体を冷やすものを摂っており，これでは体に変調や病になっても仕方ない．このようなことにならなくてすむように，生活圏内でできたその季節にふさわしい食物を食べるようにすることが大切ある．これを身土不二の法則という．

　そうかといって，我々は絶対にこの生活圏で取れたものばかり食わねばならないということではない．原則として，この地この季節の食物を食べるようにするのであって，時には季節外れの物やはるか遠方の物を摂ることも，食文化を豊かにするためには許されることである．

表 5-6　地域別気候条件と食べ物の関係

地帯	気候条件	体への影響	食べ物の性質
熱帯	暑い	体温を上げる	果物のように体を冷やすもの
温帯	温暖	あまり影響しない	
寒帯	寒い	体温を下げる	根菜類のように体を温めるもの

7 加工食品とその他

　加工食品に用いられる材料は，よく精製したものを使うためミネラル成分が減っている．また食品添加物，着色料，防腐剤など多く含有し，味付けが濃いことなど，ミネラルバランスが崩れているので注意が必要である．

　最近，酢の効用が取りざたされ注目を集めている．その酢の健康法についてみる．酢には殺菌・防腐効果，食欲増進効果，減塩効果，カリウム補給源，ビタミンC破壊酵素を抑制など多くの効用がある．酢は殺菌・防腐効果があり，すしご飯や梅干入りのおにぎりなど携帯食や行楽料理として利用される．酢は唾液や胃液の分泌を促し，食欲増進や消化吸収を助けるように働く．味付けに食塩の代わりに酢を用いることにより，腎臓の負担を軽くできる．日本人は塩分（ナトリウム）の味付けを好むためとかくカリウムのバランを欠く．カリウムの補給源として食酢の中でもリンゴ酢やブドウ酢が有効である．また，アスコルビナーゼというビタミンC破壊酵素は酢の中では活性を失うから，酢に野菜や果物を漬けておくとよい．

　酢そのものは酸であるが，体内で消化されたあとミネラル成分が残り，アルカリ性として働く．このため食品区別ではアルカリ食品に属す．

8 食する事について

　食事をして食物が胃に入ってから4時間もすると腸に送られ，胃は空っぽになる．次の食物の到着に備えて胃酸が貯え始める．胃液はph 1.5という強酸であるから，6時間以上も何も入ってこないと周辺の胃の粘膜や胃壁を荒らし始める．日本の風習におやつがあるが，何かを胃に入れるということは胃を守

ることにもなるし，休憩を取ることにより精神的或いは肉体的疲労解放にもなる．おやつのことを点心（点開心胸）といい，一点で心胸を開くことである．

　睡眠中，胃は空になっているから，朝食は忘れず摂ることが肝要である．英語では break fast というが，まさに食事は朝一番に打ち破り，新たなスタートを起こすことにつながる．空腹のままでよい仕事などできっこない．西洋のことわざに「腹減り男は腹立ち男」とあるようにエネルギー不足から元気が出ず，またイライラすることにつながる．

9　エネルギー代謝

　生体物質のうち大部分を占める水を除けば，残りのほとんどが有機物質である．この有機物質には多量の化学的エネルギーが蓄えられており，それが分解するとき放出されて活動エネルギー源として利用されている．逆に合成のときはエネルギーが吸収されるが，エネルギーの転換には必然的に物質の変化がともなっている．このように生活現象の裏づけである物質代謝は，これをエネルギーの授受現象としてみることができるわけで，これをエネルギー代謝（Energy Metabolism）といっている．

　代謝とは，生体内でおこる化学的変化の総称であり，一般には新陳代謝と呼ばれる．この新陳代謝活動により生命活動を維持している．この過程では，体内に食物を取り入れ消化吸収し，これらが体の成分となり，また，エネルギー源として蓄えられる．これを同化作用という．これとは反対に，この蓄えられたエネルギー源を適宜分解し発生する遊離エネルギーを利用して

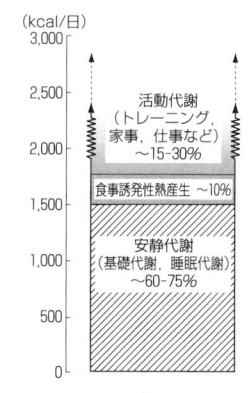

図5-3　1日の総エネルギー消費の構成

（出所）樋口満「スポーツ栄養学」市村出版，2001年，p.12．

生体活動が営まれる．不要になった代謝産物は，腎臓や肝臓，また，肺臓などで分解・処理された後に排泄される．この過程を異化作用と呼ぶ．これら2つの作用の過程を新陳代謝という．

(1) 食品の熱量

われわれが摂取している栄養素にはそれぞれ熱量があり，この測定にボンベ熱量計が使用される．これにより測定した値は，糖質は 4.1 kcal，脂質は 9.45 kcal，タンパク質は 5.65 kcal である．これに消化吸収率を加味し求められ熱量係数は，糖質は 4 kcal，脂質は 9 kcal，タンパク質は 4 kcal となる．1 cal は水 1 g の温度を 1 気圧の下で 14.5℃から 15.5℃まで 1 ℃高める熱量で，これは 4.186 joule に相当する．ところがこのカロリーの単位は小さいので一般にはキロカロリーを用いている．

(2) 食物の特異動的作用

食物を摂取すると代謝が亢進するが，その亢進の程度は摂取食事の内容によって異なり，タンパク質が多いときに最も高い．糖質，脂質が多い場合にはそれよりもかなり低く，日常食では基礎代謝より約 10％の増加がみられる．このように食物摂取による代謝の特異的亢進を特異動的作用といっている．これは体内における化学反応の結果によると考えられている．

(3) 人体の熱量計算

熱量の計算には直接法と間接法があるが，現在では間接法が多く用いられている．すなわち呼気ガスから間接的に熱量を計測するが，ダクラスらの考案した方法が有名である．

ダグラスは，人が吐き出す呼気ガスをバッグに採集し，単位時間当たりの呼気量の量や酸素や二酸化炭素の含有量から使用した熱量を求める方法を考案した．

1）基礎代謝

　我々が生命を維持するのに必要な最低限のエネルギー量のことで，運動や活動，食事の影響を受けない絶対安静時の代謝を基礎代謝（Basal Metabolism）といっている．また基礎代謝は体内における化学反応の総和であるから，身体の実質（水分や脂肪を除いた細胞の原形質）の総和に比例することが考えられる．

　基礎代謝量とは，「生きていくための必要な最小のエネルギー消費量で，食後12時間以上経過した空腹時に仰臥位安静，覚醒状態，適正室温において測定されたもの」である．このうち約1/3は心臓などの諸臓器の活動に，2/3が筋肉その他の組織の生活及び体温維持などに使われる．基礎代謝量は，年齢，体格，性別，風土，人種などによって異なり，食事や運動などの日常の状態によっても影響を受けるが，同姓・同年齢ならばその体表面積に比例することがわかっている．

　基礎代謝の求め方にはいくつかる．

① 体表面積（m²）×体表面積当りの基礎代謝基準値（kcal/（min・m²）

　一日の基礎代謝量にするにはこの値に60（min）×24（hr）で求められる．

　基礎代謝量を計算するには，まず各自の身長，体重を計測し体表面積を計算する．男女ともに同じ計算式 $\{S=W^{0.444}\times H^{0.663}\times 0.008883$（S: 体表面積m²，W：体重kg，H：身長cm）$\}$ であり，図5-4に日本人体表面積算出図が示されている．この図の中で各自の身長と体重を直線で結び，途中にある体表面積対数ラインの交点より求めると簡単である．次に，表5-7から日本人の体表面積1m²当りの毎分基礎代謝量を求めて，これに体表面積を乗ずれば1分間当りの基礎代謝量が計算できる．

② 身長・体重・年齢より求める．

　男性：$66+13.7\times W$（kg）$+5.0\times H$（cm）$-6.8\times$年齢

　女性：$665+9.6\times W$（kg）$+1.7\times H$（cm）$-7.0\times$年齢

　年代別・性別による基礎代謝量とエネルギー消費量についてまとめてみた．エネルギー消費量とは，一日に消費するエネルギー量を補給するために摂取

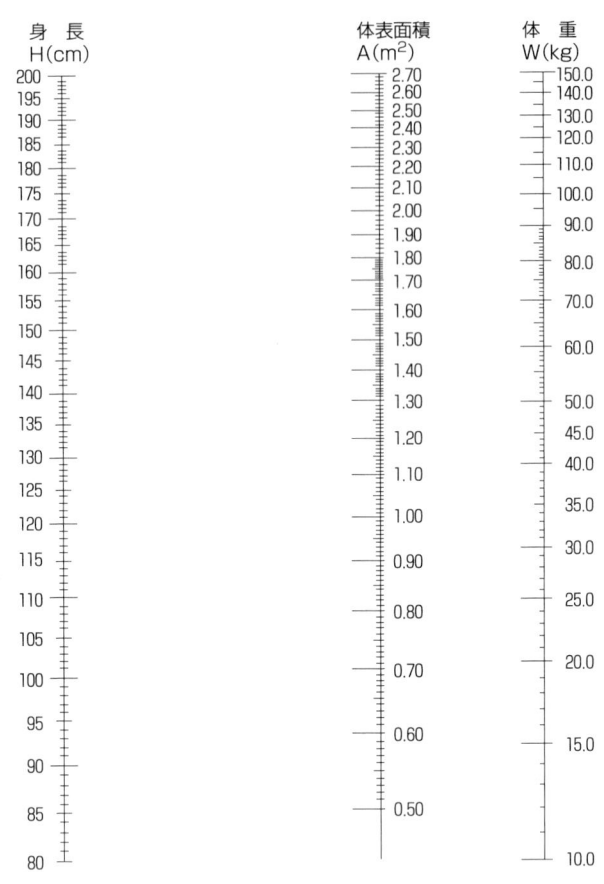

身　長　　　　　　　　体表面積　　体　重
H(cm)　　　　　　　　A(m²)　　　W(kg)

$$体表面積(m^2) = W^{0.444} \times H^{0.663} \times 0.008883$$

図 5-4　体表面積算出図（6歳以上）

（出所）　山岡誠一他『労働栄養学』医歯薬出版，1968年．

表 5-7　年齢・性別基礎代謝基準値

年齢 yrs	男子 Kcal/m²/時	Kcal/m²/分	女子 Kcal/m²/時	Kcal/m²/分
18-	39.6	0.66	35.6	0.59
19-	38.8	0.65	35.1	0.59
20-	38.3	0.64	34.7	0.58
21-	37.5	0.63	34.3	0.57
30-	36.5	0.61	33.2	0.55

（出所）　沼尻幸吉『活動のエネルギー代謝計算の実際』第一出版，1972年．

すべき一日の総エネルギー量のことである．男女とも20代のころが基礎代謝量，エネルギー消費量とも高く，それ以後加齢により減少していく．

基礎代謝量は体温とも関係があり，体温が下がれば基礎代謝量も下がる．ダイエットをするときなど，食事を抜くなど無理なことをすれば体温を下げることになり逆効果となる．また，基礎代謝量より下回るカロリー摂取では体を壊すことにつながる．

表5-8 年代別・性別による基礎代謝量とエネルギー消費量

年齢	性別	基礎代謝量 (kcal/day)	エネルギー消費量 (kcal/day)
20歳代	男	1,533	2,550
	女	1,209	2,000
30歳代	男	1,499	2,500
	女	1,188	2,000
40歳代	男	1,447	2,400
	女	1,162	1,950
50歳代	男	1,364	2,250
	女	1,122	1,850

(出所) 厚生労働省「日本人の栄養所要量」第四次改定より抜粋．

2）安静時代謝

身体運動をしていない安静状態の時の代謝で保持代謝ともいっている．座位安静時では基礎代謝の男で1.25倍，女で1.15倍になるといわれている．

3）運動時代謝

運動や労働のためのエネルギー代謝を運動時代謝と呼んでいるが，運動したときにどれぐらいエネルギーを消費したかは，その時間中のエネルギー代謝量を計ればよい．また実際に使用された量をみるには，エネルギー代謝率（Relative Metabolic Rate）が用いられているが，次の式によって求めることができる．

$$\text{R.M.R} = \frac{\text{運動時の全エネルギー代謝量} - \text{安静時エネルギー代謝量}}{\text{基礎代謝量}}$$

（4）運動時消費エネルギーの計算

本来，生活時間調査（Time Study）を行い，一日消費エネルギー（基礎代謝量＋運動時代謝量）として求めるのか基本的な考え方である．

R.M.R.を用いる消費エネルギー量の計算方法；ある運動時の単位時間当たり消費エネルギー量（A）は，次の式を用いて計算することができる．

表 5-9　日本人

体重kg 身長cm	32	34	36	38	40	42	44	46	48	50	52	54	56	58	60	62
134	1.064	1.094	1.122	1.149	1.175	1.201	1.226	1.251	1.275	1.298	1.321	1.343	1.365	1.386	1.407	
136	1.075	1.104	1.130	1.160	1.189	1.213	1.238	1.263	1.287	1.311	1.334	1.356	1.378	1.400	1.420	
138	1.086	1.115	1.144	1.172	1.197	1.225	1.251	1.276	1.299	1.324	1.347	1.370	1.392	1.414	1.435	
140	1.096	1.126	1.155	1.183	1.210	1.237	1.267	1.288	1.312	1.336	1.360	1.383	1.405	1.427	1.449	
142	1.106	1.137	1.167	1.194	1.222	1.247	1.274	1.300	1.325	1.349	1.372	1.396	1.418	1.440	1.463	1.484
144	1.117	1.147	1.177	1.205	1.233	1.257	1.286	1.312	1.337	1.361	1.385	1.409	1.432	1.454	1.476	1.498
146	1.127	1.158	1.187	1.216	1.244	1.271	1.298	1.324	1.349	1.374	1.398	1.422	1.445	1.467	1.490	1.511
148	1.137	1.168	1.201	1.230	1.255	1.283	1.310	1.336	1.361	1.386	1.411	1.434	1.458	1.480	1.503	1.525
150	1.147	1.179	1.209	1.238	1.267	1.294	1.322	1.348	1.374	1.399	1.423	1.447	1.471	1.494	1.517	1.539
152	1.157	1.189	1.219	1.249	1.278	1.306	1.333	1.360	1.385	1.411	1.435	1.460	1.484	1.506	1.530	1.552
154	1.167	1.199	1.230	1.260	1.289	1.317	1.345	1.372	1.398	1.423	1.448	1.473	1.497	1.520	1.543	1.566
156	1.177	1.209	1.241	1.271	1.300	1.328	1.356	1.382	1.406	1.435	1.460	1.487	1.509	1.533	1.556	1.579
158	1.188	1.220	1.251	1.281	1.311	1.340	1.368	1.395	1.422	1.448	1.473	1.498	1.522	1.546	1.570	1.593
160			1.262	1.291	1.322	1.351	1.379	1.407	1.434	1.460	1.485	1.510	1.535	1.559	1.583	1.606
162			1.272	1.303	1.333	1.360	1.391	1.418	1.445	1.472	1.498	1.523	1.548	1.572	1.596	1.619
164			1.282	1.313	1.344	1.373	1.402	1.430	1.457	1.484	1.510	1.535	1.560	1.585	1.609	1.632
166					1.355	1.384	1.413	1.441	1.469	1.496	1.522	1.548	1.573	1.597	1.622	1.646
168					1.366	1.395	1.425	1.453	1.481	1.508	1.534	1.560	1.586	1.608	1.635	1.659
170					1.374	1.404	1.433	1.462	1.490	1.517	1.543	1.570	1.595	1.620	1.645	1.669
172					1.387	1.417	1.447	1.476	1.504	1.531	1.558	1.585	1.610	1.635	1.660	1.685
174					1.398	1.428	1.458	1.487	1.516	1.543	1.570	1.597	1.623	1.648	1.673	1.698
176					1.409	1.439	1.469	1.499	1.521	1.555	1.582	1.609	1.635	1.661	1.686	1.711
178					1.419	1.450	1.480	1.510	1.539	1.569	1.594	1.621	1.647	1.673	1.699	1.723
180								1.521	1.550	1.579	1.606	1.633	1.660	1.686	1.712	1.737
182								1.532	1.561	1.590	1.618	1.645	1.672	1.698	1.724	1.749
184								1.543	1.573	1.603	1.630	1.657	1.684	1.711	1.737	1.762
186										1.613	1.641	1.669	1.696	1.723	1.753	1.775
188										1.624	1.653	1.681	1.708	1.735	1.762	1.787
190										1.636	1.665	1.693	1.720	1.751	1.774	1.800
192										1.647	1.676	1.702	1.732	1.760	1.786	1.812
194										1.659	1.688	1.716	1.744	1.771	1.798	1.835
196										1.670	1.699	1.728	1.756	1.784	1.811	1.837
198										1.682	1.711	1.740	1.768	1.796	1.823	1.850

体表面積算出表

$S = W^{0.444} \times H^{0.663} \times 0.008883$ (S：体表面積㎡, W：体重kg, H：慎重cm) 6歳以上用

64	66	68	70	72	74	76	78	80	82	84	86	88	90	92	94	96	98
1.505	1.525	1.546															
1.519	1.540	1.560	1.580														
1.533	1.554	1.575	1.595														
1.547	1.568	1.589	1.610														
1.561	1.582	1.603	1.624	1.644	1.664	1.684											
1.572	1.592	1.617	1.638	1.659	1.679	1.699											
1.588	1.610	1.631	1.652	1.673	1.694	1.714											
1.602	1.624	1.645	1.666	1.687	1.708	1.729											
1.615	1.638	1.659	1.681	1.702	1.723	1.743	1.763	1.783									
1.629	1.651	1.673	1.695	1.716	1.737	1.758	1.778	1.798									
1.642	1.665	1.687	1.709	1.730	1.751	1.773	1.793	1.813	1.833	1.853	1.872						
1.656	1.678	1.701	1.723	1.744	1.766	1.787	1.808	1.828	1.848	1.868	1.888						
1.669	1.692	1.711	1.737	1.758	1.780	1.801	1.822	1.843	1.866	1.883	1.903						
1.683	1.706	1.728	1.751	1.773	1.794	1.816	1.837	1.858	1.881	1.898	1.918						
1.693	1.716	1.739	1.761	1.783	1.805	1.827	1.848	1.869	1.893	1.910	1.930	1.953	1.973				
1.709	1.724	1.755	1.778	1.800	1.822	1.844	1.866	1.887	1.911	1.928	1.948	1.968	1.988				
1.722	1.746	1.769	1.792	1.814	1.837	1.859	1.880	1.902	1.926	1.943	1.963	1.985	2.004	2.023	2.042	2.061	
1.735	1.759	1.782	1.806	1.828	1.851	1.873	1.895	1.916	1.940	1.958	1.978	2.000	2.018	2.038	2.058	2.077	
1.748	1.772	1.792	1.819	1.842	1.864	1.887	1.909	1.930	1.955	1.972	1.993	2.013	2.020	2.054	2.074	2.093	
1.762	1.786	1.809	1.833	1.856	1.878	1.901	1.923	1.945	1.970	1.987	2.008	2.020	2.049	2.069	2.089	2.109	
1.774	1.798	1.822	1.846	1.869	1.892	1.915	1.937	1.959	1.984	2.002	2.023	2.034	2.064	2.084	2.104	2.124	2.143
1.787	1.812	1.836	1.860	1.883	1.906	1.929	1.951	1.973	1.998	2.017	2.038	2.059	2.079	2.099	2.120	2.139	2.159
1.800	1.825	1.849	1.873	1.896	1.920	1.943	1.965	1.987	2.013	2.031	2.052	2.073	2.094	2.114	2.135	2.155	2.175
1.813	1.838	1.862	1.886	1.910	1.933	1.957	1.979	2.002	2.027	2.046	2.067	2.088	2.109	2.130	2.150	2.170	2.190
1.826	1.851	1.875	1.899	1.923	1.947	1.970	1.993	2.016	2.041	2.060	2.081	2.103	2.124	2.144	2.165	2.185	2.205
1.838	1.863	1.888	1.912	1.936	1.960	1.984	2.007	2.030	2.055	2.074	2.096	2.117	2.138	2.159	2.180	2.200	2.221
1.851	1.876	1.901	1.926	1.950	1.974	1.998	2.021	2.044	2.070	2.088	2.110	2.132	2.153	2.174	2.195	2.216	2.236
1.864	1.889	1.914	1.939	1.963	1.987	2.011	2.035	2.058	2.084	2.103	2.125	2.147	2.168	2.189	2.211	2.231	2.252
1.876	1.902	1.927	1.952	1.977	2.001	2.025	2.048	2.072	2.098	2.117	2.139	2.161	2.183	2.204	2.225	2.246	2.267

$$A = (運動の R.M.R) \times 基礎代謝量 + 安静時代謝量$$
$$= (運動の R.M.R + 1.25) \times 基礎代謝量 \cdots\cdots 男$$
$$= (運動の R.M.R + 1.15) \times 基礎代謝量 \cdots\cdots 女$$

但し，安静時代謝量は②項で示したように基礎代謝量の男で1.25倍，女で1.15倍である．

計算に当たっては，まず各運動・動作のR.M.Rを表5-10より求め，一方前述①項の方程式よって求めた1分間当りの基礎代謝量をこの式に適用すれば，各運動・動作時の1分間当たりの消費エネルギーは簡単に求めることができる．これに各運動・動作の所要時間を乗ずれば一定運動・動作についての全消費エネルギー量がわかる．

10 生活調査の必要性について

我々は，日々の生活を送るために飲食をしなければ生きていけない．しかし，普段食事に際し，栄養面や摂取カロリー量を気にしながら摂ることはまずない．好きな食べ物を腹一杯食べて満足するか，体重を気にするあまり食事を抜くもしくは少量の飲食物しか取らぬことがある．これらは健康を害するばかりか病気にさえなってしまう．

そこで自らの健康状態を知るために食事の実態を明らかにすることが必要となる．これにより食生活が及ぼすさまざまな生活習慣病との関係．また，栄養素のアンバランスや不足による体調不良や疾病との因果関係を知る機会となる．生活習慣病とは，年齢を問わず食生活の乱れや運動不足，喫煙，飲酒など生活習慣が疾病の原因となる．これらの多くは，長年の不摂生から慢性的な疾病へと移行したものが多い．

このような観点から，定期的に栄養状態や生活状況を調査し把握することは，予防医学の上からも大切である．

表 5-10　いろいろな動作・運動・スポーツのエネルギー代謝率

動作・運動	RMR	動作・運動	RMR	動作・運動	RMR	動作・運動	RMR
睡　眠	BM×0.9	炊事（準備片づけ）	1.1-1.6	静かに座る	0.1	ゴルフ	3.6
食　事	0.4	買い物	1.6	読書・筆記	0.3	野　球	2.7
身支度	0.5	掃　除（はく）	2.2	ピアノ	0.5-2.5	サッカー	3.7-6.9
歩　行（普通）	2.1	（ふく）	3.5	生け花	0.6	ラグビー	7.0-11
散　歩	1.5	電気掃除機	1.7	軽い体操	3	バスケット	11-13
階　段（登り）	6.5	電気洗濯機	1.2	縄跳び	12-22	バレーボール	2-7
（降りる）	2.6	洗濯（手洗い）	2.2	歩行（早歩き）	5.0-6.0	硬式テニス	7-10
乗り物（立位）	1	（干す，取り込む）	2.2	（急ぎ歩き）	6.2-8.5	軟式テニス	4-6.5
（座る）	0.3	アイロンかけ	1.5	ジョギング	4.0-7.0	バドミントン	3.3-6.6
自転車（普通）	2.6	蒲団（アゲオロシ）	3.5	ランニング	7.7-12	卓　球	7.3
（少し急ぐ）	3.4	裁　縫	0.5	ラジオ体操	2.0-5.0	ローラースケート	3-6.6
（急ぐ）	5.7	戸締り（雨戸）	2.3	泳ぐ（クロール）	20	スケート	7-10
自動車運転	0.8-1.2	靴磨き	1.1	（平泳）	10	スキー（滑降）	5.9-10.9
休憩・談話	0.2	草むしり	2.0-2.3	（背泳）	15	（歩行）	3.3-6.5
入　浴	1.8-2.3	大　工	2.0-5.0	遠　泳	6.0-8.0	登　山	5-8

BM：基礎代謝

　レポートの作成の目的は，各自の日常生活をエネルギー量の出納のバランスや栄養素の摂取状況を把握し，健康問題を考えてみようとするものである．また，平日と休日の生活状況についても合わせて考えてみたい．

　まず，各自の一日の食事内容と生活様式行動を調べ，調査記録用紙に記入しておく．後日これらを分析し，摂取したエネルギー量や栄養素の摂取状況と消費したエネルギー量についてまとめる．これらの結果からエネルギー量の出納バランスの関係や栄養素の状態を明らかにする．

　食事に関する分析法は，一日に摂取した食物を食品ごとに分類し，それぞれのエネルギー量（kcal）を食品のカロリー計算早見表から求め計算する（pp. 124-5）．また，食品6群の分類表に記入する（p. 123）．

　一方，生活時間様式行動に関する分析法は，一日の行動様式別にまとめその累計時間を求める（p. 119）．それぞれの行動様式毎にエネルギー代謝率（R. M. R.）を表5-10より求め記入する．

（1）学生のレポートの例

1）表題
- 大学生の生活と生活習慣病
- 今現在の食生活を分析する
- 栄養について調べ自分の生活習慣を見直す
- エネルギー消費と摂取量の比較について
- 食生活を分析し改善方法を考える
- 日常生活を調査し，自己の生活実態を把握する
- エネルギー摂取と栄養について

2）目的

① 　私は今まで自分の生活習慣を振り返った事がないし，あまり気にしていませんでした．でも，このレポート課題を通して，自分の生活習慣はどうなっているのか，そして改善していかなくてはいけないところはどこなのか知りたくなりました．私たちが健康で長生きしていくためには，規則正しい生活をしなければなりません．規則正しい生活を送るためには，基本的な知識を身につけることが必要だと思います．人が生きていくうえで欠かせないのは，食物です．その食物についてぜんぜん知らないというのは，健康なからだを作っていく上であまりよくないし，知る必要があると思います．

　不規則な生活習慣を送ることによって起こる生活習慣病などの病気を早めにくい止めるためには，こういう規則的な知識が必要だと思います．自分の健康は自分で作り上げていくものだし，今さえ良ければいいというような生活をしていては病気になってしまいます．自分の注意によって健康にもなるし，不健康にもなります．お医者さんは，健康な体を作っていくことを助けてくれるものであって，やっぱり自分で自分の健康を守っていくしかないんじゃないかと思います．そのためにも，ある程度知識を持っていたほうがいいし，もっと知りたいと思うようになりました．

　そこで私は，人間にとってもっとも必要な栄養素について調べていき，生

活習慣病といった恐ろしい病気について調べてみました．そして，私の生活習慣を調べて，より健康な生活を送れるようにしていくこと，これが今回のレポートを書く上で，私にとって一番大事だし，レポートの目的はこれにあると思います． K. I.

② 大学生活が始まり通学時間やアルバイトなどの時間の乱れから食生活までもが乱れてきているように思います．毎日寝る時間も起きる時間も異なり，朝時間がなく朝食を抜いたり，通学時間がちょうど昼食時だったりして食べなかったことが多々あります．その分，お菓子などで間食したり，夕食で暴食してしまったりすることがあります．朝，昼食べるにしても決まったメニューで栄養素が偏っているように思います．

そこで，自分の最近の食生活を分析し，栄養素との関係を調べ，健康な食生活を送るためにはどうすればよいのかを考える． H. K.

③ 私は，今年の4月から一人暮しを始め，最初のころは野菜などをいろいろ使って，サラダを食べるようにしていた．でも，最近一人暮らしになれ，今年の夏に台風によって野菜の値段が高くなり，人参やピーマンなどの緑黄色野菜を食べることが少なくなった．

そして，お肉や魚などは機会がないと食べない．だから栄養が偏ってしまい「栄養が足りない」と思うことがあり，その思いあたりとして，実家にいた頃は急に頭が痛くなったり熱が出たりすることはなかったが最近そういうことが時々ある．

ということは，私の食生活はかなり栄養が偏っていて，ビタミンなどの栄養素が足りていない．そこで，私自身の食生活の改善するためにも食生活と健康のことについて調べてみたい． M. K.

3）まとめ

① このレポートを書くにあたり，今の自分の生活を見詰め直すきっかけになった．今の私の生活は，授業の1時間30分前に起きて身支度をするようにしている．だから，授業の遅い日は当然起きる時間も遅い．翌朝の授業が遅

ければ，その分寝る時間も遅いという不規則な生活をしている．また，自炊をするのが面倒なときにはインスタント食品で食事を終わらせてっしまっていることが多々ある．

独り暮らしを始めるようになってから食べる量が増え，また，間食をするようにもなった．高校時代には部活動をしていたのでいくら食べても太ることはなかったけど，大学に入ってからは運動をする機会がうんと減り，週に一回のペースになった．そのせいで少し太ってしまった．間食を止めたり，食事の量を減らそうと思ってもなかなか実行できないのが今の私の現状である．今の生活を続けているときっと体を壊すか，肥満になってしまうだろう．これを機に自分の生活を安定したものにしたい．

本やインターネットを使った中で一番印象に残っているのが，睡眠相後退症候群というものである．私の友達にこの症状に似ている者がいる．その人の生活も朝と昼が逆転していて授業中に寝ていることが多く，高校時代にはそんなことはなかったらしいが，大学に入ってからは生活のリズムが一気に狂ったみたいだ．今のところそんな兆候はないので安心だが，いつなるかわからないので気を付けたいと思う．

これからの生活をゆとりあるしっかりと安定したものにするために，新しく学んだ知識をフル活用して大学生活を過ごして生きたいと思う．　　S.Y.

② この「食生活を分析し改善方法を考える」というレポートを制作するにあたって，まず最近の食生活を振り返ってみることから始めた．大学に入学してからほとんど朝食を食べなかったし，どうしても昼は外食になっていた．以前にも何度か食生活が乱れていると感じたことはあったのですが改善するまでには至りませんでした．栄養に関しては無知ではなかったので，この食生活の乱れをどうにかしなければと思うのですが，急いでいたり疲れたりするとどうしても食べやすく，栄養価の少ない食事で済ませてしまう．

しかし，そんな理由で済まされないということが，このレポートを製作していくに従ってわかりました．ここ3日間の食事を調べただけで，その問題

の多さに驚きました．その問題というのが日本栄養士会が調べた「最近の若者の食事問題」にまったくといっていいほど当てはまるものでした．

　講義でも習ったように朝食をとらない人がどんどん増えてきている．自分もその一人である．朝食を抜くと体温が上がりにくく，脳や神経が十分活動しないので疲労感や無気力感に襲われたりすることが分かったのでこれからは，疲れているときにこそしっかり食べようと思います．

　食べやすく若者の口にあったファーストフードやスナック菓子をよく口にしていたのですが，それらの油脂や塩分の多さに驚きました．一般に見ても油脂や塩分の摂取量が増加傾向にあります．これらの摂取を控えていかないと本当に生活習慣病という難病に犯される恐れが出てくるでしょう．一刻も早くこれらの摂取量を減少させるため，随時心掛けていきたいと思っています．

　それから食物繊維が健康にこれほど効果があるとは知りませんでした．血液中のコレステロールが上昇するのを抑えたり，排便を促進させたりと他にも様々な栄養効果があることを知りました．ひじきや寒天など食物繊維を多く含む食品であることを知りましたので，外食したりするときもそのような食品に目を向けていきたいと思います．

　自らの食事調査で最も気になったカルシウム不足ですが，そのカルシウムを多く含む食品についても調べました．これらについては以前から知っているものも多かったのですが，自分の苦手なものが多く分っていても挑戦しにくいものでした．しかし，今回カルシウム不足がおよぼす恐怖を知ることができたので，まずは毎日牛乳を少しずつ飲むことから始めたいと思っています．

　3つ，4つ，6つの食品群という栄養的特徴の似た食品をグループに分類した食生活改善の参考にするには，最適なものがありました．今後，この目安を参考にして食生活計画を立てて生きたいと思います．　　　　H. K.

③　この表からわかる総消費カロリーに総摂取カロリーは全然達してないのに，

私は痩せない．それは金，日，月曜日にバイトがあり，きっちりとした食事を摂ることができない分，この日以外の日にまとめて食べることが多いからだ．

表 5-11　一日の総消費量・摂取カロリー

	金曜日	日曜日	月曜日
総消費カロリー	3,223	4,039	3,522
総摂取カロリー	1,340	2,030	1,753

食事調査をしてみてやはり，野菜不足というのを実感したし，第5群の乳類・小魚・海草も食べることが少ないということがわかった．私は生野菜が苦手なので，最近，野菜ジュースを飲むようにしている．でも野菜ジュースだけできちんと栄養が摂れているのか不安なので人参やピーマンなどを買う．野菜を炒めると栄養素がとんでしまうと言うが，しかし，食べないよりもよいので野菜炒めなどにして食べている．

　第5群の乳類は，毎朝ココアミルクを飲むようにして，海草は実家から送られてきた味付け海苔を毎朝食べるようにしている．自分の中では第3群の肉，魚，卵，大豆の中で魚はぜんぜん食べていない．今後は何らかの魚料理に挑戦して肉と同じくらいの頻度で食べられるようにしたい．卵は毎日1個と決めている．それは私が小学校の頃コレステロールが高かったので，お母さんに「卵はコレステロールが高いから1日1個だよ」といわれていたから．大豆は味噌汁が好きなので時々朝作って食べているから，自分的には足りているつもりだ．しかしながら大豆は好みでないのであまり食べることはない．でも，畑のお肉といわれる大豆を心掛けて食べるようにしている．

　今回，食生活のことについて調べてみて，食事はお腹を一杯にするだけでなく，体を動かすためにも生きていくためにもすごく必要なことであり，偏った食生活を送っていると体に異常が起こり，ついには病気になってしまう．そうならないためにも1日30品目を目標にいろいろな食べ物を少しずつ摂ることで，たくさんの栄養素を摂取したい．これまでの私は緑黄野菜をきちんと摂ろうと思って緑黄色野菜ばかり食べて，淡色野菜やその他の野菜を食べることが少なかた．これを機にこれからは，いろいろな種類の食物を少

しずつ食べバランスのよい栄養を摂り，腹8分目くらいの量に減らして健康に生きていくために体のことを考えてダイエットをしていきたいと思う．学校までの道のりを自転車から徒歩になるべくして少しでも歩く回数を多くし，今の生活の代償が年をとったときに巨額の負債として自分に返ってこないように努力したい．

M. K.

11 飲食にまつわる雑学

　食に関して実に様々の言い伝えがある．参考になることが多く，その一端をここに挙げておく．『中庸』の中に「飲食をせぬ者はいないが飲食の意味を知っている者は少ない」飲食問題に多いに関心を示す必要性があることを述べている．『論語』の中に「食は精を厭わず，膾は細きを厭わず．食の饐して餲せると，魚の餒れて肉の敗れたるは食わず．色の悪しき食わず．臭いの悪しきは食わず．飪を失えるは食わず．時ならざるは食わず．割正からざれば食わず．其の醤を得ざれば食わず．肉は多しと雖も食の気に勝たしめず．唯酒は量無く乱に及ばず．沽う酒と市う脯は食らわず．薑を徹てずして食らわず．公に祭れば肉を宿めず．祭りの肉は三日を出さず．三日を出ずれば之を食わず．（めしは精白されたものを好まれ，なますは細切りを好まれた．めしのすえて味の変わったものと，魚が腐り肉の崩れたものは食べられなかった．色や臭いの悪いのは食べられなかった．季節外れのものや料理の仕方のよくない物は口にされなかった．肉の多く入ったご馳走が多くても，主食のご飯の分量に過ぎないようにされた．ただ酒には量が無いが乱れて人に迷惑をかけるような飲み方はされなかった．店で買った酒や，干し肉は口にされなかった．生姜は除けずに食べたが多くは食べられなかった．君に召されて祭りに奉仕して頂いた肉は，宵越しにならないで人に分けられた．家の祭りの肉は三日以内に食べ，それを過ぎれば口にされなかった）」『仮名論語』にあり，多くの部分が今日でもいえることがらである．『礼記』の中に「嘉肴ありと雖も食わざれば其の旨きを知らず　至道ありと雖

も学ばざれば其の善きを知らず」旨い物があるよ，あるよといわれても実際に食べてみないとその旨さは味わえない．

珍味に関した面白い諺がある．「口あたりのいい珍味はすべて腸を痛め，骨を痛め，骨を腐らせる毒薬である．ほどほどにしないと健康を損なう」また，『秋風辞』という中に「爽口の味は皆爛腸腐骨の薬なり五分ならば則ち殃（わざわい）なし快心の事は悉く敗身喪徳の媒（なかだち）なり五分ならば則ち悔いなし」とある．また，『呂氏春秋』にも「肥肉厚酒務めて以って自ら彊（つと）むる之を命（な）づけて爛腸の食と曰ふ」とあり，美味いものばかりつとめて飲み食いする．これを腸をただらす食という．

「良薬は口に苦けれども病に利あり　忠言は耳に逆らえども行いに利あり」これなどもよく耳にする言葉である．

心を養うことも忘れてはならない．「生を養わんとする心を養う」『孟子』の中に「心を養うは寡欲より善きはなし」心を正しく真直ぐに育てるためには，欲望を少なくするのがよい．欲望の少ない人で，良心のない人は僅かである．欲望の多い人で，良心のある人はわずかである．

世の中にはただ食って寝るばかりで何もしない者がいる．それを孔子も嘆いているが，二千数年前と現代人もあまり変わらない．

「飽食終日，心を用うる所なきは，難きかな」『論語』飲んで食べてごろごろして，頭を使わない人たちは困ったものである．

参考文献

辻村卓『ビタミン＆ミネラルバイブル』女子栄養大学出版部，2000年．
嘉戸脩，坂本洋子『話題源保健心を揺する楽しい授業』東京法令出版，1988年．
尾崎雄二他編著『角川大字源』角川書店，1992年．
松本一朗『食生活の革命児』武井出版，1987年．
厚生統計協会『国民衛生の動向・厚生の指標』2011年．
桑原丙午生『現代人の栄養』成美堂出版，1975年．
鈴木正成『実践スポーツ栄養学』分光堂，1994年．
スポーツ医・科学研究所『スポーツ選手の栄養と食事』ベースボールマガジン，1992年．

片山洋子，片山眞之『保健栄養学』杏林書院，1979年．
主婦の友社『目で見るカロリーハンドブック』主婦の友社，1994年．
波多野義郎ら『健康体力づくりのスポーツ科学』同朋舎，1988年．

一日の生活時間調査と消費エネルギー

1. 表中に一日の生活行動記録と時間調査（タイムスタディ）を書き込む

調査日○×年　×月　××日

午前	活動内容, 持続時間（分），RMR，など	午後	活動内容, 持続時間（分），RMR，など
0		0	移動　　　　10　　2.1
			食事　　　　30　　0.4
1		1	移動　　　　10　　2.1
			授業（ゴルフ）90　　3.1
2		2	
	睡眠　　　360　　基礎代謝の0.9		移動　　　　10　　2.1
3		3	
			パソコン　　120　　0.3
4		4	
5		5	
	水遣り　　　5　　1.1		談話　　　　30　　0.2
	早歩き　　　40　　5		
			読書　　　　120　　0.3
6		6	
	新聞読み　　60　　0.3		
	身支度　　　5　　0.5		
7		7	
	筆記　　　　40　　0.3		身支度(2)(0.5)　階段下り(2)(2.6)
	食事　　　　30　　0.4		自動車運転　30　　0.9
8		8	入浴　　　　20　　1.9
	テレビ　　　30　　0.2		食事　　　　60　　0.4
	自動車運転　30　　0.9		
9		9	
	階段登り(2)(6.5)　授業準備(10)(1.2)		テレビ　　　111　　0.2
	移動　　　　10　　2.1		
	授業（英語）90　　0.3		
10		10	
	休憩　　　　10　　0.2		
11		11	
	授業(情報処理)　90　　0.3		睡眠
12		12	

一日における生活消費エネルギー量

1. 一日の生活活動を整理し，各活動毎の累計時間を求め，消費カロリー量を算出．

$T = B \times (RMR + 1.25) \times 累計時間$ （成人男子の場合）
$T = B \times (RMR + 1.15) \times 累計時間$ （成人女子の場合）
　　　　　T：エネルギー消費量　B：基礎代謝量（1分間値）

調査日 0X 年 X 月 XX 日　性別(♂・♀)　年齢18歳　1分間の基礎代謝量
　　　　　　　　　　　　　　　　　　　　　　　　　　1.21kcal

生活動作	(累計)時間	RMR	エネルギー消費量
睡　　　眠	360	基礎代謝量の0.9	392
食　　　事	120	0.4	240
家　　　事	5	1.1	14
身　支　度	10	0.5	21
入　　　浴	20	1.9	76
通勤・通学	60	0.9	156
移　　　動	34	2.6〜6.5	150
授　　　業	270	0.3〜3.1	812
教　　　養	340	0.3	638
運　　　動	40	5	303
娯　　　楽	141	0.2	247
アルバイト			
談　　　話	30	0・2	53
授業の準備	10	1.2	30
合　　計	1440分		
	一日の消費カロリー量		3132

※ただし，睡眠時のエネルギー消費量は B×0.9×累計時間

一日の生活時間調査と消費エネルギー

1. 表中に一日の生活行動記録と時間調査（タイムスタディを書き込む）

調査日　年　月　日

午前	活動内容, 持続時間（分）, RMR, など	午後	活動内容, 持続時間（分）, RMR, など
0		0	
1		1	
2		2	
3		3	
4		4	
5		5	
6		6	
7		7	
8		8	
9		9	
10		10	
11		11	
12		12	

一日における生活消費エネルギー量

1. 一日の生活活動を整理し，各活動毎の累計時間を求め，消費カロリー量を算出．

$T = B \times (RMR + 1.25) \times$ 累計時間（成人男子の場合）
$T = B \times (RMR + 1.15) \times$ 累計時間（成人女子の場合）
T：エネルギー消費量　B：基礎代謝量（1分間値）

調査日　年　月　日　性別(♂・♀)　年齢　歳　1分間の基礎代謝量
　　　　　　　　　　　　　　　　　　　　　　　　　　　　kcal

生活動作	(累計)時間	RMR	エネルギー消費量
睡　　眠			
食　　事			
家　　事			
身　支　度			
入　　浴			
通勤・通学			
移　　動			
授　　業			
教　　養			
運　　動			
娯　　楽			
アルバイト			
合　　計	1440分		
	一日の消費カロリー量		

※ただし，睡眠時のエネルギー消費量は $B \times 0.9 \times$ 累計時間

一日の食事調査と摂取エネルギー量

1. 一日に摂取した食物を，食品に分解して，表に記入する．
2. 食品の食材について記入する．
3. 各食品について食べた量の目安を記入する．
4. 食品分析表（pp. 124-5）などからカロリー値を求め記入する．

調査日　　年　　月　　日（　）

区分	食品名	材料名	量の目安	カロリー量
朝食 （外食）	ご飯 みそ汁 焼き魚 のり サラダ 野菜ジュース	こめ 玉ねぎ，人参，みそ 小あじ，醤油 のり レタス,キュウリ,トマト,ドレッシング トマト，人参，ほうれん草，塩	茶碗一杯 一杯 一匹 二枚 小皿に軽く一杯 1本(180ml)	218 35 68 50 45
朝食 （　）				
昼食 （　）				
夕食 （　）				
間食・夜食				

一日の総摂取エネルギー量＝朝　　＋昼　　＋夕　　＋他　　＝　　　　kal

一日の摂取食材品数の合計＝　　　　品目

第5章 栄養と代謝

学籍番号＿＿＿＿＿　氏名＿＿＿＿＿

身長 (cm)	体重 (kg)	年齢 (years)	体表面積	一分間基礎代謝数値	一日基礎代謝量

栄養調査の結果 (kcal)

月／日	朝食	昼食	タ食	間食	一日総摂取量

食品6群の調査結果

■6群の分類法
① 緑黄（有色）野菜（カロチン，ミネラル，C）
② その他の野菜，果物（C，ミネラル）
③ 肉・魚・卵・大豆（蛋白，脂肪，B_1，B_2）
④ 穀類・いも・砂糖（炭水化物，B_1，B_2）
⑤ 乳類・小魚・海草・千椎茸（Ca，P，B_2，蛋白）
⑥ 油脂・肝油・千椎茸（脂肪，A，D）

	朝	昼	タ	点
第1日				
第2日				点

生活行動調査の総時間結果 (分)

月／日	睡眠	生活関連	身体活動	教養	娯楽	その他	一日総時間

生活行動調査の総エネルギー量結果 (kcal)

月／日	睡眠	生活関連	身体活動	教養	娯楽	その他	一日総消費量

生活関連：食事，入浴，身支度など
教養：講義，読書，自習など
その他：アルバイトなど
身体活動：通学通勤，歩行，自転車，スポーツ運動など
娯楽：テレビ，ラジオ，映画など

食品	重量(g)	目安	カロリー量	食品	重量(g)	目安	カロリー量	食品	重量(g)	目安	カロリー量
ご飯	159	茶碗一杯	222	とうふ	160	1/2丁	93	牛肉(サーロイン)	100		236
玄米ご飯	150	茶碗一杯	230	油あげ	25	1枚	87	牛肉(もも)	100		148
赤飯	150	茶碗一杯	255	納豆	50	1パック	96	牛肉(ひき肉)	100		293
全粥	150	茶碗一杯	108	みそ	60	大さじ3.3杯	95	牛肉(レバー)	100		132
餅	100	2個	235	あずき	30	1/4カップ	98	鶏肉(皮付きもも)	100		211
うどん	250	ゆでた1玉	253	大豆	25	1/5カップ	98	鶏肉(ささ身)	100		105
日本そば	220	ゆでた1玉	330	あじ	90	中1尾	106	鶏肉(ひき肉)	100		227
中華麺	220	ゆでた1玉	330	いわし	80	1尾	104	豚肉(ロース)	100		314
スパゲッティ	240	ゆでたもの	358	かつお	50	刺身5切れ	129	豚肉(もも)	100		158
食パン	60	1/6斤	156	さば	50	大1切れ	239	豚肉(ひき肉)	100		264
レーズンパン	60	1/6斤	156	さんま	100	1尾	240	牛肉(ラムロース)	100		227
フランスパン	30	2枚	88	鯛	100	大1切れ	112	ロースハム	100		204
ロールパン	30	1個	84	ぶり	100	大1切れ	257	サラミ	100		501
クロワッサン	40	1個	172	まぐろ	100	刺身5切れ	133	ウインナーソーセージ	30	小7個	86
コーンフレーク	30		117	さけ	100	大1切れ	167	ソーセージ	30	5個分	96
オートミール	40		149	いか	100	1/2杯	76	卵	50	1個	78
さつまいも	150	中1本	144	たこ	100	足1本	99	卵黄	20	1個分	73
さといも	150	小8個	137	ひらめ	100	1切れ	92	卵白	170	5個分	77
じゃがいも	200	中2本	154	かれい	100	1/2尾	102	うずら卵	30	小7個	79
やまといも	120		145	うなぎ	100	2切れ	216	牛乳	180	1本	106
バター	6	3cm四方厚さ	43	かき	100	むき身大5個	78	ヨーグルト	110		100
マーガリン	6	3cm四方厚さ	43	さざえ	100	大2個	106	アイスクリーム	65	1/3カップ	100
ラード	5	小さじ1.25杯	45	車えび	100	大5尾	93	スキンミルク	30	大さじ6杯	108
マヨネーズ	7	小さじ1.5杯	45	うるめ	100	7〜8匹	107	プロセスチーズ	30	小1個	108
ごま	8	小さじ2.6杯	45	しらすぼし	100	カップ2杯弱	176	いよかん	40	1/2個	16
らっかせい	8	10粒	44	干しえび	100	カップ2杯弱	312	グレープフルーツ	40	1/2個	16
くるみ	7	大2個分	44	たらこ	100	1腹	114	夏みかん	50	1/2個	20
ベーコン	7	1/2枚	45	かまぼこ	120	2/3枚	108	はっさく	50	1/2個	19
豚ばら肉	10		45	焼きちくわ	80	2/3本	100	みかん	40	小1個	16

食品	重量(g)	目安	カロリー量
イチゴ	120		46
いちじく	70	2個	45
柿	70	1個	44
乾し柿	20	1個	48
さくらんぼ	90		47
梨	110	1/2個	43
パイナップル	100		47
バナナ	50	1/2本	44
びわ	120		47
ぶどう	70	1房	46
干しぶどう	15		42
もも	120	1個	44
りんご	100	1/2個	45
マスクメロン	150	1/2個	47
生椎茸	86		96
干し椎茸			78
なめこ			73
えのきだけ			77
まつたけ			79
しめじ			106
しらたき			100
かんてん			100
のり			108
ひじき			108
こんぶ			16
もずく			16
わかめ			20
			19
みそ汁		一杯	30

食品名	カロリー量	食品名	カロリー量	食品名	カロリー量	食品名	カロリー量	食品名	カロリー量
豚カツ定食	1158	スパゲッティ・ミートソース	660	ラーメン	460	海苔弁当	699	ツナサンド	560	札幌一番味噌ラーメン	451
刺身定食	450	スパゲッティ・ナポリタン	655	チャーシュー麺	517	鮭弁当	617	カツサンド	670	チャルメラ	439
天ぷら定食	750	マカロニグラタン	522	タン麺	633	ハンバーグ弁当	778	ピザサンド	520	わかめごましょうゆ味	360
釜飯定食	510	ラザニア	550	五目そば	504	焼肉弁当	863	トーストセット	388	中華三昧	359
ぶり照り焼き定食	650	ポークカレー	650	ワンタン	350	から揚げ弁当	853	モーニングセット	389	一平ちゃん	395
豚しょうが焼き定食	821	カツカレー	1100	五目焼きそば	658	天丼弁当	983	フルーツパフェ	448	ホットヌードル	346
親子どんぶり	597	ハヤシライス	640	冷麺	776	幕の内弁当	930	コーヒーゼリー	145	どん兵衛	464
カツ丼	971	オムライス	675	中華丼	760	山菜おこわ弁当	398	プリン	248	ソース焼きそば	506
牛丼	650	えびドリア	616	チャーハン	692	うなぎ弁当	621	アイスクリーム	169	マルチャン赤いきつね	417
鉄火丼	616	ハムピラフ	431	にらレバー炒め	293	赤飯弁当	803	コーヒー(ミルク砂糖)	34	レトルト食品(100gあたり)	94
うな重	750	豚カツ	520	マーボ豆腐	414	ハンバーガー	276	紅茶	0	ボンカレーゴールド	94
にぎり寿司	430	エビフライ	232	鳥のから揚げ	290	チーズバーガー	326	ココア	161	ククレカレー	101
ちらし寿司	631	カキフライ	255	えびチリソース	170	ビッグマック	609	カフェオレ	80	焼きおにぎり	144
ざるそば	310	ポテトコロッケ	450	酢豚	530	フィレオフィッシュ	404	オレンジ	90	讃岐うどん	131
おかめそば	400	ポテトサラダ	196	ピーマンと牛肉の炒め物	147	デリヤキマックバーガー	480	コーラ	78	エビピラフ	171
天ぷらそば	515	グリーンサラダ	140	八宝菜	464	アップルパイ	212	コーヒーフロート	145	ポタージュ	399
きつねうどん	360	ビーフステーキ	673	かに玉	419	フライドポテト(s)	270	トマトジュース	34	えびグラタン	122
月見うどん	403	ハンバーグステーキ	435	餃子	310	フライドチキン	167	グレープジュース	121	ピッツァ&ピッツァ	283
鍋焼きうどん	593	ポークソテー	373	シューマイ	244	ホットドッグ	291	ミルクセーキ	200	コーングリームコロッケ	141
カレーうどん	450	ビーフシチュー	349	春巻	448	ホットケーキ	280	あんみつ	200	ミートボール	158
冷麦	396	コーンスープ	271	肉団子	287	ミックスサンド	688	かき氷	128	ミニハンバーグ	243

第6章

トレーニングについて

1 練習について

(1) 練習の意味を紐解く

　我々が身体を動かし活動する場合をよく練習をするという．この練習という言葉が持っている意味についてまず考えてみる．練の解字としては，形声．意符の糸と音符の柬（カン）→レン（煮て柔軟にする意）とから成る．煮て柔軟にして光沢を出した糸，ねりぎぬの意．ひいて「ねる」意に用いる．例えば，墨を硯（すずり）で磨る時，始め硯に水を入れ墨で磨っていくと次第に粘り気がでてくる．これがまさに練り合わさっている状態で何度も何度も磨っている間に水と墨とが練りあわされてしっとりとした墨ができ上がってくる．技を獲得するときにも，何度も何度も繰り返して自分の中についには技が溶け込むようになってくる．この現象がまさに「練る」ということにつながっていることに気が付かされる．剣豪の宮本武蔵が五輪の書（水の巻）に「倦まず　たゆまず　不断の努力を積み重ね　千日の稽古を鍛とし　万日の稽古を錬とす　今日は昨日の我に勝ち　明日は下手に勝ち　後は上手に勝つと思い」と鍛錬について書き残している．これとよく似たいわれとして，人が修業して一人前になるためには，1000時間が必要である．これは単に1000時間を練習に費やせばよいかというとそうではない．精神を研ぎ澄ませ集中した1000時間であることは言うまでもない．1日1時間，精魂込めて行ったとしても約3年かかる．諺にもあるように「石の上にも3年」とある．1つの時間的基準として考えてみればよいのではなか

ろうか．しかしながら，ここまでやって一人前になれないようだと，その職種が自分にあっていないとあきらめ，転職を計ったほうが身のためかもしれない．またその道で超一流になるためには，1万時間が必要であるという．まさに「努力にまさる天才なし」である．また，T．エジソンによれば「天才は1％の霊感と99％の流汗による」努力の積み重ねと失敗に負けず人生を練り上げることの大切を説いている．

　一方，習という解字は形声．意符の羽と音符の自シ→フシ（白は省略形．かさねるの意＝積）とから成る．鳥が羽を動かして飛ぶ練習を重ねる，「ならう」意．つまり自分ができるように何度も繰り返し技術が次第に習熟する過程を現している．これに関連したよい文章が中国古典にあるので取り上げてみる．

> 人一たびして之を能くすれば
> 　己之を百たびす
> 人十たびして之を能くすれば
> 　己之を千たびす
> 果たしてこの道を能くすれば
> 愚なりとも雖も必ず明らかに
> 柔なりと雖も必ず強からん
> 　　　　　　　　　　中庸

　人の能力はさまざまで少し練習しただけで技術をうまく習得し，これをその状況におうじてうまく発揮することができる人もいれば，何回も何回も練習してやっとできる人もいる．この差が出る大きな要因としては，これまで本人が体験してきた運動経験が大きく影響を及ぼしている．また，技術のコツをうまく摑むことができる天性的な面もある．ともあれ，自らができるようになるためには，努力的要素によるか，天才的要素に依存するかである．

　一流選手といわれる者は，天性的要素も確かにあるがそれにも勝るとも劣らぬ練習の積み重ねがある．

（2）類似語句から意味を探る

　練習に類似する言葉として，先ほど出てきた鍛錬を始め，稽古，修練，訓練，教練，修行，修業，修養，躾，修己，成熟，熟練，実習，演習などがある．また，この練習を英語でどう表現しているか調べてみると，Practice, Exercise, Training, Drill となっている．これら単語が持つ意味や受ける感じを次のよ

うにまとめてみた．

  Practice：稽古，実習，熟練などの意味があり，技術的なものを主に行うことをいうものと思われる．技能を伸ばすために規則正しく練習すること

  Exercise：運動，体操，訓練，演習などの意を含み，頭脳や身体を繰り返し動かせること．つまり，運動を行うそれ自体を意図していると定義してみる．

  Training：訓練，養成，躾（しつけ），仕込み，調教などで，からだの訓練を受けた者の仕上がり状況．つまり体の諸能力を向上させる練習とする．

  Drill ：教練，訓練，練習，ドリルなどで，集団的に訓練すること．戦術や戦略的な面と定義してみた．

練習をここでは，

① 技術的要素の体得
② 運動するという全体的な運動
③ 体のコンディションや体力的な要素を向上させるもの
④ 戦術・戦略や集団的に段階的な練習

これにより，何を強調した練習なのかが明確になるものと考える．

練習は，実際の場面ではトレーニングという言葉に置き換えられ親しまれているように思う．

2 トレーニングについて

トレーニングとは人の諸能力を向上させる目的で，体に一定の刺激を与える

ことをいう．この刺激の大きさや強さ頻度により，また，個人の特性により，筋線維の機能的な差によりトレーニング効果もさまざまに異なってくる．トレーニングの結果として，適応能力の増加，行動力の向上，抵抗力の増大の効果が得られる．適応能力の増加では，物理的化学的ストレスに対抗してその刺激に負けない耐性力と適応力，順応性が高まる．行動力の向上では，筋力の増加や神経筋の働きが円滑になり，さらに情報収集や処理が迅速にその指令がスピーディに伝達される機構となる．抵抗力の増大では，精神的ストレスや疾病に対する予防，感染系のウィルスや環境ストレスに対する抵抗力も付帯的に増すことにもなる．

(1) トレーニングの目的及び効果

我々の能力も磨かなければ存分な結果を上げることも出来ないし，その理論やシステムを学ばなければ思うような成果を築き上げることもできない．そこで体の諸機能や諸能力をより効果的に高めるためには，それぞれ明確な目的に応じた方法を選択する必要性がある．ここではトレーニングを4つの要素，筋力，筋パワー，筋持久力，全身持久性（スタミナ）に分け，それぞれの目的に応じて向上を計る負荷条件をまとめてみた．

表6-1　トレーニング

目的	筋力	筋パワー	筋持久力	スタミナ
方法	高負荷 低回数 短時間	低負荷 中回数 短時間 ＋ スピード	低負荷 高回数 長時間	中負荷 中回数 長時間 ＋ エアロビック
効果	筋力アップ	パワーアップ	筋持久力アップ	スタミナアップ

1) 筋力の向上

筋力は神経からの刺激により働く筋原線維の参加数と筋肉の断面積（筋断面積1 cm²あたり6.5 kg）に比例する．トレーニングを始めた当初は前者の神経か

ら筋繊維への伝達経路が改善され，その後は後者の筋肥大により筋力は高まる．最大筋力の2/3以上の重い負荷を用いて，挙上限界のわずか手前ぐらいで繰り返すと向上しやすい．また，アイソメトリック（静的筋収縮）でトレーニングすると筋肥大を起こしやすい．

2）筋パワーの向上

競技や運動動作場面に多く発揮されている筋パワーは，瞬時のうちに大きな力を発揮する能力である．パワーは，力と速度の積で表すことができる．人が出しうる最大筋パワーは，最大筋力の1/3位で，素早い筋収縮をしたときに発揮されると言われている．したがって，最大筋力と最高スピードの両面を高めることも必要である．反動動作を伴うプライオメトリックトレーニングも有効な手段である．

3）筋持久力の向上

長時間にわたり筋活動を続けるためには，筋組織の持久的筋収縮能力の向上とエネルギー・酸素供給および代謝産物・CO_2除去がスムースにいくよう筋肉内の代謝機構の円滑

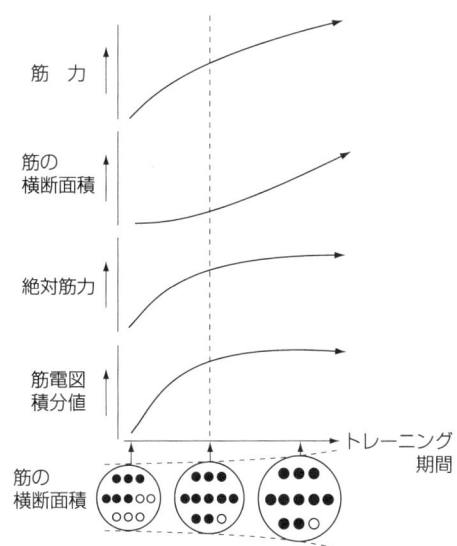

図 6-1 筋力トレーニング効果の分析(福永)
(出所) 日本体育協会『実践コーチ教本，コーチのためのトレーニングの科学 1』大修館書店，1981年，p. 105.

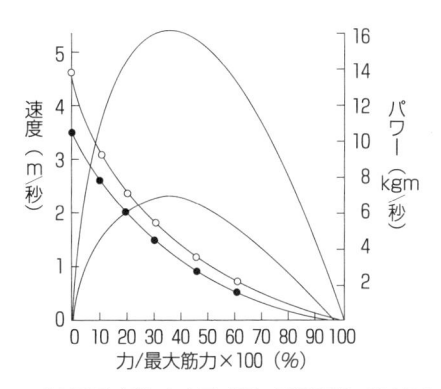

成人男子（○）と女子（●）の腕屈筋における力
図 6-2 筋における負荷-速度関係と負荷
(出所) 鈴木正之『間違いだらけのスポーツトレーニング』黎明書房，1997年，p. 24.

図6-3 パワーの増加率比較図

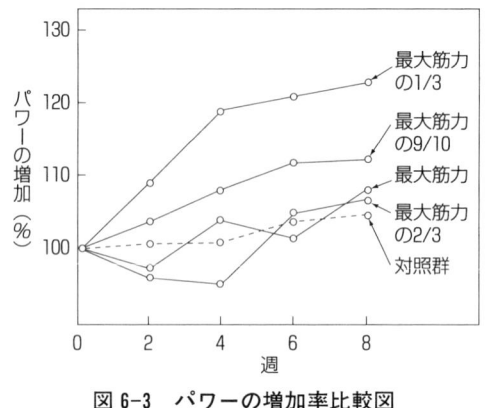

(資料) 渡辺謙「体育学研究, 11」日本体育学会, 1966年.
(出所) 東京大学教養学部体育研究室編「保健体育講義資料」東京大学出版会, 1984年, p. 87.

化, これをサポートする輸送システム, つまり毛細血管が発達する必要がある. 軽めの負荷を用い繰り返し回数を多くするトレーニングを実施すると筋持久力は向上する.

4) スタミナの向上

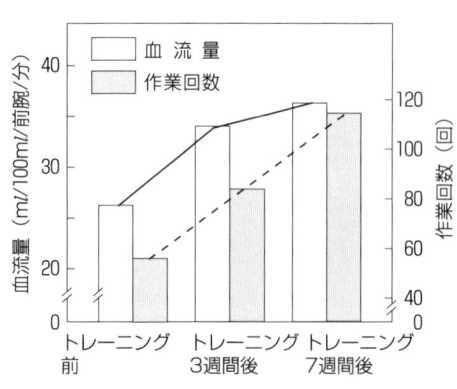

図6-4 作業回数, 最大作業時の血流量, 筋酸素摂取量と動静脈酸素較差のトレーニングによる推移

(出所) 宮村実晴, 矢部京之助「体力トレーニング 運動生理学的基礎と応用87」真興交易医書出版部, 1986年, p. 146.

スタミナ（全身的持久能力）を発揮するためには, 各諸機能が円滑に働き続ける必要性がある. 特に呼吸循環器系が大きく関与することは周知のとおりである. エネルギー源の元となるエネルギー出納には, たくさんの酸素を供給することが重要な役割を担う. つまり, 酸素の運搬や利用を高めて有酸素的な代謝を盛んに活発にすることである. この様々な要因により最大酸素摂取量は増加し, スタミナ

トレーニング前　　　　　　　　　　　トレーニング後

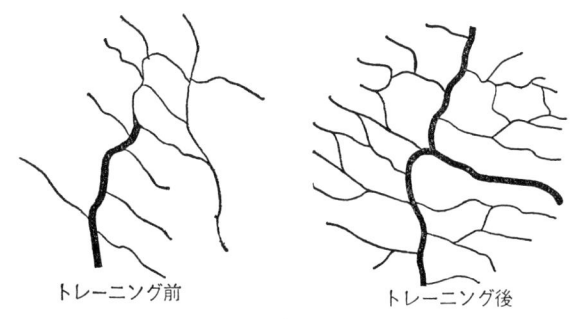

図6-5　トレーニングによる毛細血管の変化

(注)　トレーニング前後の筋毛細血管の差異，トレーニング後には毛細血管相互の連絡がよくなる．
(出所)　朝比奈一男，猪飼道夫，石川利寛『スポーツ化学講座2　スポーツと体力』大修館書店，1973年，p.164．

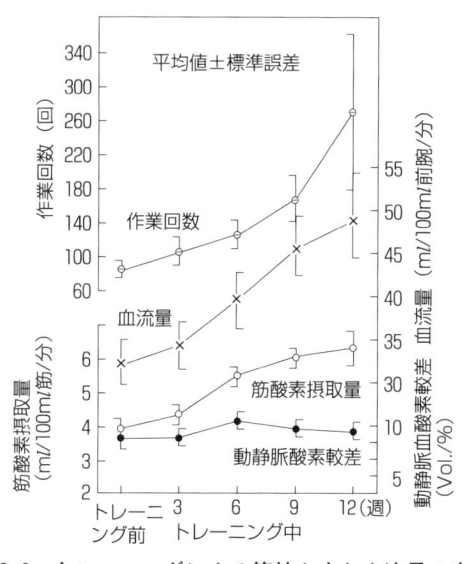

図6-6　トレーニングによる筋持久力と血流量の変化

(出所)　東京大学教養学部体育研究室編『保健体育講義資料』東京大学出版会，1984年，p.90．

が向上することになる．

　レジストレーショントレーニングの合間に有酸素運動（ジョギング，エアロビックス，縄跳びなど）を取り入れ，心肺機能や筋組織のスタミナの向上を図る必

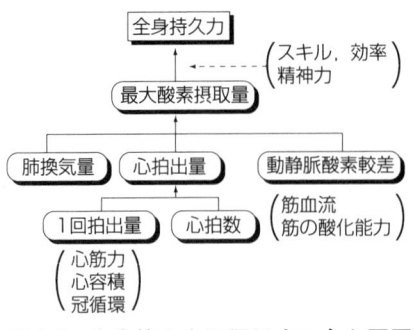

図 6-7　全身持久力に関係する主な要因
　　　　（金子）
(出所)　日本体育協会『実践コーチ教本，コーチのためのトレーニングの科学 1』大修館書店，1981年，p. 77.

要性がある．トレーニングにはロングディスタンス走，インターバル走などがある．

（2）効果的なトレーニング

　我々がトレーニングをより効果的に行うために重量物やトレーニングマシーンを使用する場合，理にかなった基本的動作，つまり，良いフォームや呼吸法，リズミカルな動作を身につける必要がある．もしこれらの基本的動作の習得を怠ってしまうと怪我の原因になってしまう．さらに，トレーニングの原則を理解していないと効果も上がりにくい．

1）良いフォーム

　重量負荷物を利用するトレーニングにおいては，正しいフォームをしっかり身に付けなければ偏った筋肉の増強になり，怪我の原因になる．まず，最初は軽い負荷で正しいフォームが身につくまで繰り返し行うことが大切である．孔子は論語の中で「速やかなることを欲するなかれ速やかならんと欲すれば則ち達せず」と指摘している．基本的動作をしっかり習得することである．

2）正しい呼吸法

　レジスタンストレーニング中，呼吸を止めながら行うと胸圧が高まり血圧を上昇させることになる．これが心臓や血管に負担をかけ，思わぬ事故につながってしまうことになる．動作中は呼吸を止めず，一動作に1回の呼吸を原則とする．また，調息はこころのコントロールや集中力を高め，パーフォマンスに影響を与える．

3）リズミカル

　動作はテンポよくバランスを保ちながらリズミカルに行う．特に負荷重量が

重くなるとリズミカルな動作を失い，体をよじったりそり返したりするようになる．これらの動作は腰や関節，また筋肉を傷める原因になる．くれぐれも注意しなければならない．

4）トレーニングの原則（ACROS）

トレーニングの原則としては，全身性（All），意識性（Conscious），反復性（Repeat)），漸進性（Over load），特異性（Specificity）の5つが取り上げられる．これら英単語の頭文字をとってACROSと呼ぶ．これらの説明は以下のようになる．

① 全面性（All）

身体的能力（体力，運動技能）および精神的能力（意識，意欲，情緒）を総合的に高めようとする．特に体力を構成している要素をバランスよく高めようとするとき，また，基本的な体作りに重点を置くときに行われる．

② 意識性（Conscious）

トレーニングに対する意義，目的，方法，内容などを理解し，積極的な態度・意欲を持って始めることが大切である．

トレーニングの実施に際しては，使っている筋肉群を意識する．それとともに各スポーツ場面での身体の動きをイメージしながら実施するとより効果が期待できる．

③ 反復性（Repeat）

体力を高めるためには運動と休憩を組み合わせて反復することが有効な手段である．また，技術を修得する方法として，動きがスムースになるように筋-神経系の疎通や切り替えが，また，筋収縮が効果的に素早く・巧みに働くようにするために行う．疲れきってからの技術練習は悪い癖がつきやすくなるし，怪我のもとになる．したがってより良いコンデションで行うことを心掛ける．

④ 漸進性（Over load）

トレーニングを積むことにより体力・競技力の向上が生ずるため，運動

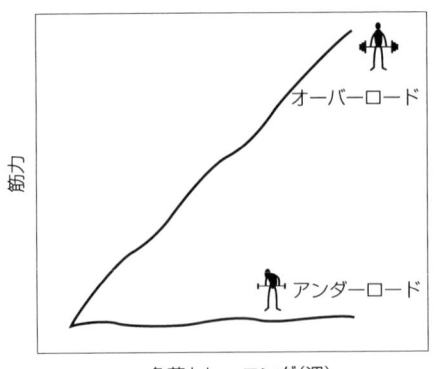

の強さ，質や量，技術課題を次第に高める必要性がある．これがうまく機能しているときにはトレーニング効果も高まるが，効果が出ているにもかかわらず負荷内容がそのままであるとアンダーロードで効果はでない．これを防ぐためにも，トレーニングの発展段階における効果の確認を定期的に行うともに，プログラムの修正や再検討をする必要性がある．

⑤ 特異性（Specificity）

個人の体力・能力には多少なりとも差があるので，その点を踏まえてトレーニングプログラムを組む必要性がある．つまり，個人の年齢別，性別，体力別，競技力に応じたトレーニング内容で行うことである．

図 6-8　オーバーロード
(注) オーバーロード，つまり最大筋力か，それに近い筋力を発揮させるような負荷（load）でトレーニングすると効果が大きい．
(資料) Fox, E. L., *Sports Physiology*, © Saunders College Publishing/Holt, Reinhart and Winston, 1979.
(出所) 東京大学教養学部体育研究室編『保健体育講義資料』東京大学出版会，1984年，p. 68.

(3) 技能向上と技術改善

さらに，技術・技能を発展・発達向上させるためには，技能を向上・発達させる progress の要素と技術を改善する improvement の要素がある．

技術が段階的にできるようにするためには，基本技術から次第に複雑な応用技術へと発展させていく，これを progress と呼ぶことにする．progress の要素を高めていくことはもちろんであるが，その基礎となる体力面の向上も図る必要性が同時にある．基礎体力が伴わないと技術進歩の向上が望めないばかりか，思わぬ怪我や故障につながるおそれがある．基本的な動きややさしい技術から始め，次第に複雑・高度の技術に進めていく．この進めていく段階で，時々基本動作を確認することも大切である．動作の一部を単純化し分けて動作

を行う分習法を取り入れると効果的である．これら分習法で習得した技術を一連の動作として確立するためには，全体的な動作としてまとめあげる必要がある．この練習法には全習法が効果をより高める．

　一旦確立した動作をより合理的に，効率よくするためには，技術を改善する試みがなされる．これを improvement と呼ぶ．例えば，ゴルフスイングをコンパクトなスイングにするために腰のスピーディ回転力（ボディーター）を心がけ体の軸を中心に腰の捻転力も使えるように技術を変えていく．これらの修正や改善には時間的な間隔を取り込みながら部分的に行う分散法と短期間に集中的に取り組む集中法がある．取り組む技術内容により使い分けることが大切な要素である．

　1）技術獲得の工夫

　技術獲得を目指すために技術を段階的に捉え，それらを効率的に修得するためにそれぞれの段階に応じ，全習法や分習法を取り入れながら練習計画を立てて進めていく．これらの過程でより効果を挙げるために，短期間の合宿などによる集中練習をすることも技術を高めるよい手段である．また，技術や体力を考慮し長期計画で行うことも効果が上がりやすい．目的を明確にしてどの手段でどう組み合わせて実施するのかしっかりと検討して練習計画を立案する必要性がある．

　①全習法

　　スポーツ技術，戦術・戦略を全体としてまとめて練習するものをいう．また，それぞれには段階的に技術，戦術・戦略に到達するための目標を持っておく．対戦相手に対応した技術，戦術・戦略を明確にし，体得しておくことも必要である．

　②分習法

　　スポーツ技術，戦術・戦略の一部を取り出して練習する方法を言う．分習法は，技術，戦術・戦略全体の中での使われる部分，また，関連性についてしっかり把握した上で練習しなければならない．

```
第3段階 ( ) + ( ) ⇄ ( ) + ( ) ⇒ ( )
第2段階 ( ) + ( ) ⇄ ( ) + ( ) ⇒ ( )
第1段階 ( ) + ( ) ⇄ ( ) + ( ) ⇒ ( )
```

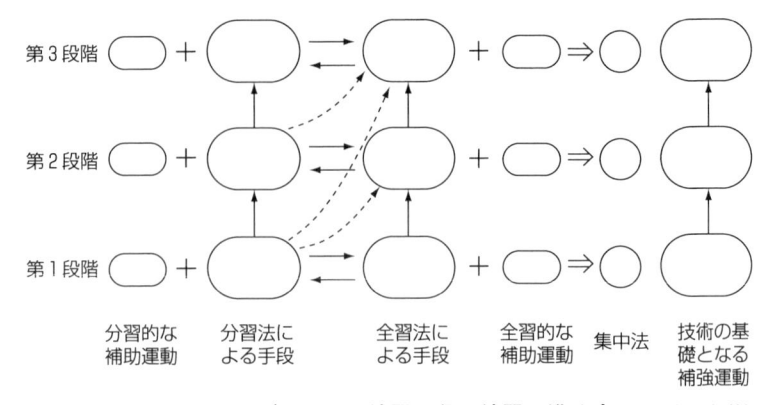

分習的な　分習法に　全習法に　全習的な　集中法　技術の基
補助運動　よる手段　よる手段　補助運動　　　　礎となる
　　　　　　　　　　　　　　　　　　　　　　　補強運動

図 6-9　技術トレーニングからみた練習手段と練習の進め方（一部積山加筆）
（出所）　猪飼道夫他『現代トレーニングの科学』大修館書店, 1968年, p. 96.

③ 集中法

　合宿のように短期間にまとめて総合的に行う場合や1回の練習時間内に1つの技術，戦術・戦略を集中的に取り組む練習法である．

④ 分散法

　1回の練習時間を細かく分散して行う場合と，1つの技術を習得するために一度に多くの時間を費やすのではなく，その所要時間を少しずつ分け長期間にわたって段階的に練習するものがある．

　これらは互いにオーバーラップすることが多く，両者間にはっきりとした区別があるわけではない．それらは程度やもちい方の問題である．

　技能の獲得や技術の習得というように自らを鍛えていく場合には，上記のことを踏まえてじっくり時間をかけ取り組むことが肝要である．これを古の名文に紐解いてみれば，「磨砺はまさに百煉の金の如くすべし急就は邃養にあらず」『菜根譚』（金を精錬するようにじっくり時間をかけばよいものに仕上がるが，速成ではどうしても底が薄く良い物にはならない）とあるが，トレーニング実施に当たってもこれが当てはまる．これらに加え，動作の姿勢問題（構え，体重移動など），効率的かつ安定した動作（タイミング，力発揮の度合い，反動動作の利用），コンデェショニング（身体的，精神的，外的環境条件）などトレーニングを行う上では大切な事

柄である．

（4）修破離とは

　野球，ゴルフ，柔道，剣道などのスポーツにおいて，基本となる技術の修得がまず必要である．これを獲得できれば十分ゲームを楽しむこともできる．また，基本的技術を身につけた上でさらに創意工夫を繰り返し，個性豊かな独自性の技能にまで高め，優れた技能を有する者たちもいる．

　これら独創的技術を持つ者たちと，日本古来より伝承されている華道や茶道などと共通点が見られる．能の世界を完成させた世阿弥は「修破離」ということをいっている．それは，基本となる作法・技法を徹底的に修養・修得することである．これらを一通り体得してしまえば一人前として免許皆伝ということとなる．さらに探求心を抱く者においては，今まで習い修得したことを破り，独自性の技法を生み出し新たなる世界を打ち立てていく．1つの作法・技法から独特のものへと高め発展させていく．さらにこれすらからも離れてひたすら自己を磨き，新しい手法を目指し努力を重ね取り組んでいく．こうしてさらに新たなる作法・技法が確立され，新流派が誕生することにつながる．その過程においては，艱難辛苦の連続であろう．

　運動技能にしても稽古事にしても基本的な技術や作法・技法をおろそかにして，新技術ばかり追い求めると思わぬ落とし穴に落ちてしまうことになる．十分に注意する必要があると思う．

（5）負荷の条件

　トレーニングを実施していく場合，負荷の条件（強度，時間，頻度）を目的に応じて考慮しなければ目的とする成果をあげることが出来なくなる．ただし，負荷の条件はそれぞれが緊密な関係にあることを忘れてはならない．ここで示している図は，強度，時間，頻度の関係をより具体的なものとして，アイソメトリック（静的筋収縮法）のトレーニング効果を1つの例として取り上げてみた．

(a) 強度 (intensity) の条件

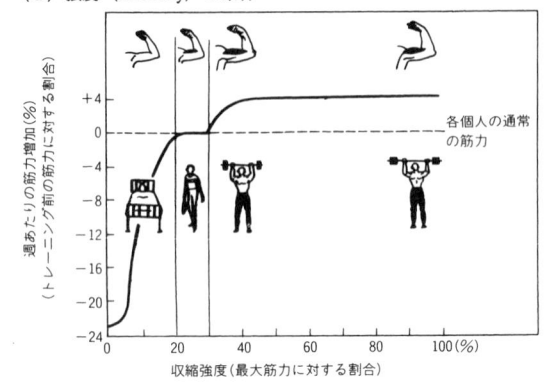

縦軸: 週あたりの筋力増加(%)（トレーニング前の筋力に対する割合）
横軸: 収縮強度(最大筋力に対する割合)

各個人の通常の筋力

(b) 時間 (duration) の条件

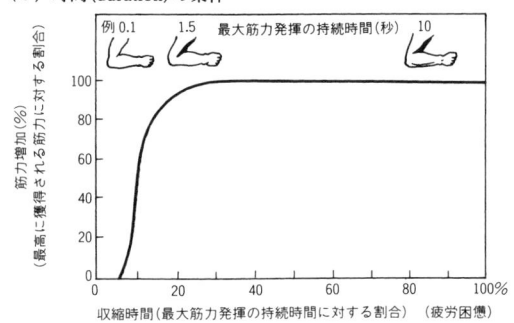

縦軸: 筋力増加(%)（最高に獲得される筋力に対する割合）
横軸: 収縮時間(最大筋力発揮の持続時間に対する割合)（疲労困憊）

例 0.1　1.5　最大筋力発揮の持続時間(秒)　10

(c) 頻度 (frequency) の条件

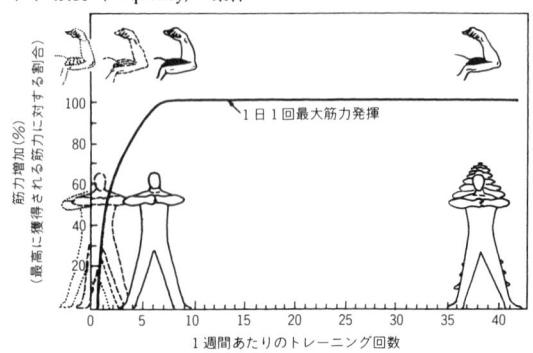

縦軸: 筋力増加(%)（最高に獲得される筋力に対する割合）
横軸: 1週間あたりのトレーニング回数

1日1回最大筋力発揮

図 6-10　アイソメトリックスにおけるオーバーロードの法則

(資料)　Hettinger, Th., *Physiology of Strength*, Charles C. Thomas, Springfield, Illionois, 1961.
(出所)　東京大学教養学部体育研究室編「保健体育講義資料」東京大学出版会, 1984年, p. 69.

① 強度：トレーニング強度は，筋収縮による力発揮により決まり，目的とする内容で方法が異なる．強度の設定は，最大筋力の2/3以上の負荷重量で行えば筋力を高められる．最大筋力の1/3の負荷重量でスピードを強調した場合は筋パワーが，また繰り返し回数を重視すれば筋持久力が向上する．
② 時間：力発揮のレベルによって時間は左右される．時間は相対的負荷重量が軽いとき長く，また重いとき短くなる．繰り返し筋力発揮の場合も同様に相対的重量負荷が軽いときに回数は多く，重いときには少なくなる．
③ 頻度：トレーニング効果は継続的にトレーニング刺激が加えられてこそ成果を上げることができる．前回のトレーニングによる筋疲労から脱し，超回復期にあたる時期に再びトレーニングを行うとより効果があがる（図6-18）．人にもよるが2日か3日に一度実施することが望ましい．

(6) ストレッチング

ストレッチングとは，筋，腱，関節を能動的にあるいは受動的に引き伸ばすことである．ストレッチの際，筋が引き伸ばされるときに発生する「伸張反射」が起きないようする．伸張反射とは，筋が伸ばされると筋の中にある筋紡錘（感覚受容器）が働き，筋がそれ以上伸びて傷害を受けないように反射的に筋収縮をする，一種の生体防御機構である．ストレッチングは，筋肉の柔軟性を高め，筋肉の緊張をやわらげ，循環機能の改善を促進させ，身体の関節可動域を広げ，関節の機能を正常に保つ効果があるので，運動前のウォーミングアップとして，ま

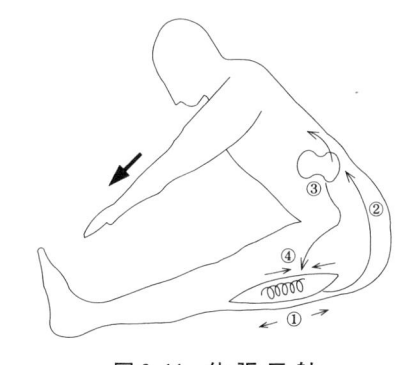

図6-11　伸　張　反　射
① 反動で筋が伸ばされる．
② 筋紡錘からの信号が感覚神経を通って脊髄に達する．
③ 脊髄に達した信号が運動神経を通ってもとの筋肉に戻る．
④ 返ってきた信号によって筋は収縮しようとする．
(出所)　九州大学健康科学センター「健康と運動の科学」
　　　　大修館書店，1998年，p. 174.

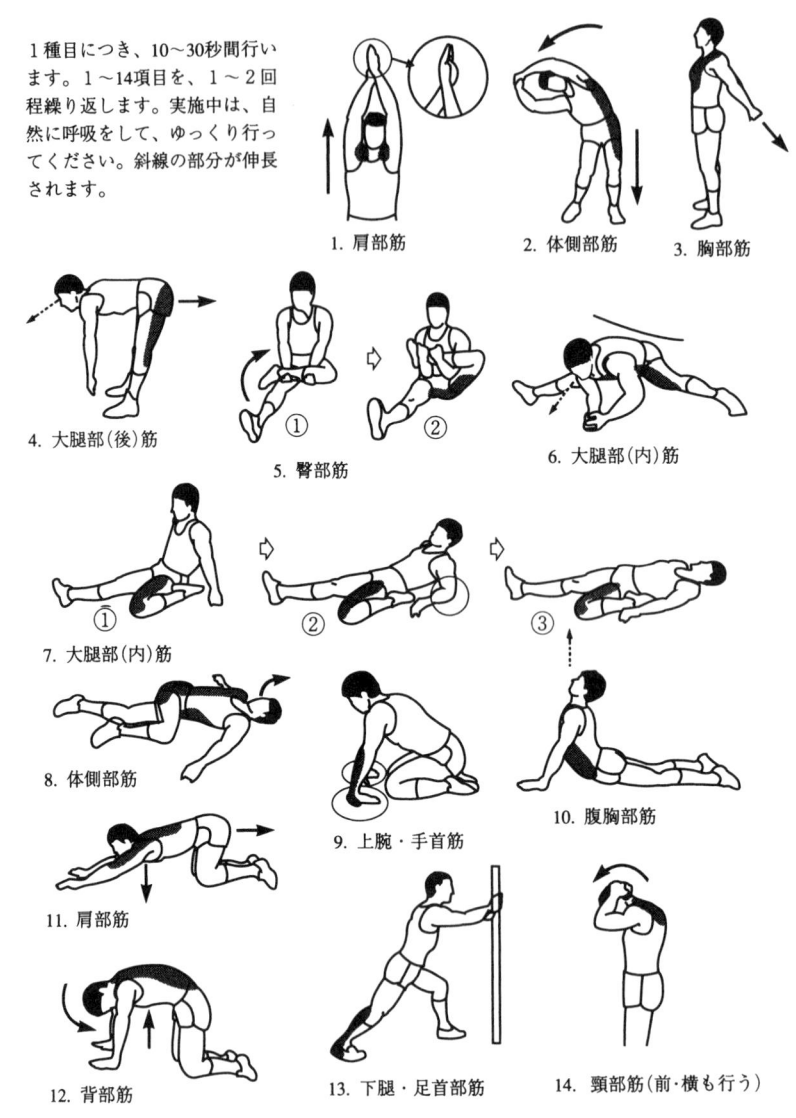

1種目につき、10～30秒間行います。1～14項目を、1～2回程繰り返します。実施中は、自然に呼吸をして、ゆっくり行ってください。斜線の部分が伸長されます。

1. 肩部筋
2. 体側部筋
3. 胸部筋
4. 大腿部(後)筋
5. 臀部筋
6. 大腿部(内)筋
7. 大腿部(内)筋
8. 体側部筋
9. 上腕・手首筋
10. 腹胸部筋
11. 肩部筋
12. 背部筋
13. 下腿・足首部筋
14. 頸部筋(前・横も行う)

図6-12 ストレッチング基本14項目

(出所) 九州大学健康科学センター『健康と運動の科学』大修館書店, 1998年, p. 175.

た，運動後のクーリングダウンとしてもよく取り入れられている．

1）ストレッチングのプログラムの留意点

安全で効果的なストレッチング行うためのプログラムとして次の点に留意する．

① 全身運動（ジョギング，ウォーキングなど）で筋温を高める．
② 準備運動として四肢・体幹を軽く曲げ伸ばし，捻り，回旋などを行う．
③ 軽いストレッチから始め，筋の引き伸ばしを感じるまで，ゆっくりと伸ばす．
④ 20-40秒間，その姿勢を保持する．
⑤ 同じ筋肉だけ続けて行わず，他の筋肉群とかわるがわる行う．相反的筋肉群を交えながら実施すると効果が高い．

2）ストレッチングの基本動作

ここではストレッチングの基本動作14項目を図6-12に示した．図中の網掛け部分が主に伸展されている部分である．また，それぞれのスポーツ種目の特徴を考慮に入れ，よく使う筋肉，疲れやすい部位を重点的に行うことが望ましい．特に，種目別スポーツ選手が実施するストレッチングにおいて，それぞれ主動筋群で有効に働く方法を考えながら行う必要性がある．

(7) トレーニングの手順

1）自己の実態を把握

トレーニングを開始するにあたって，まず自分の体の現状を把握しておくことは，これから実施していくトレーニングをより安全に，効果的に進める上でも欠かすことが出来ない．

① 健康診断：血圧，心電図，血液検査といったメディカルチェックが必要．できれば医療機関で定期的に検査を受診するとよい．
② 形態：体格・体型について，身長，座高，下肢長，上肢長などの長育．胸囲，腰囲，上腕囲，大腿囲などの周育．体重，除脂肪体重などの量育．

これらの測定を行う．
③体力：体力は筋力，筋パワー，持久力，柔軟性，敏捷性，平衡性などの要素で構成されている．それぞれの要素の必要に応じて測定する．

2) 測定結果の分析及び評価

測定されたそれぞれの項目の結果を分析し，現状を明らかにする．これらをもとに目標の設定すればより明確になるとともに，トレーニング計画の基礎資料として役立つ．

3) 実行していく上で

目標が明らかにしただけでは根本的な問題解決や改善にはつながらない．実際目標を成し遂げるための実行の企画が必要であり，その場合，次のような手順を踏むことが大切である．

①事前のチェック：どんなに体の健康に自信のある人でも，日によっては体調の優れないときがある．トレーニングを始める前には次のようなチェック

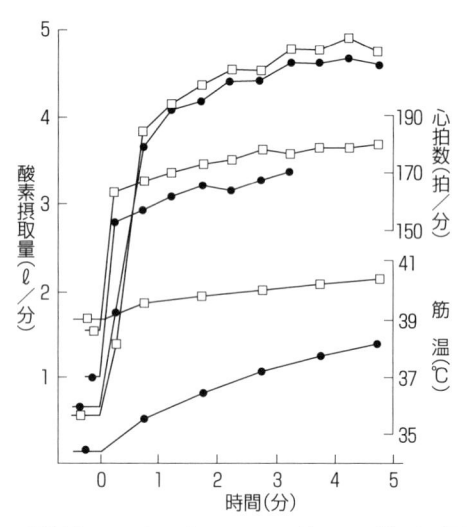

図 6-13　5 分間走におけるウォーミングアップ有り（□）と無し（・）にみられる酸素摂取量，心拍数および筋温の変動

（出所）　山路啓司『運動処方のための心拍数の科学』大修館書店，1981年，p. 244.

をし，体調がよくないときにはトレーニングを止める．
a 血圧が著しく高い場合
b 体重に著しい増減があるとき
c 安静時心拍数（脈拍数）が百数拍に達しているとき
d その他（熱っぽい，だるい，しんどい……）
② ウォーミングアップ：ウォーミングアップとは，心身の準備状態や神経－筋の協調能力を高めるとともに，怪我や傷害の予防のために行われる準備運動のことである．その効果は次のようになる．
a ウォーミングアップにより血流量，筋温，体温の上昇が得られる．
b 筋の粘性抵抗が減少して筋収縮効率が高まり，筋の収縮・弛緩の速度が速まる．
c 筋肉温が上がると筋肉の弾力性が高まり，また関節内のクッション性も高まるとともに，可動閾値も広がる．
d 呼吸循環系の亢進により筋肉への酸素供給および，筋代謝の促進が促される．
e 神経伝達および神経－筋協調性を高める，また拮抗筋による収縮と弛緩のバランスがとれ運動の正確性を増す．
f 反射的伸張反射（急に筋肉を引き伸ばすと元に戻ろうとする）による肉離れや腱断裂を防ぐことができる．
g 動機付けや精神集中力を高揚させる．
h 体を動かすことにより過緊張からの開放によりリラックスの状態に入ることができる．

我々の体は通常 37℃ 前後で働いているが，さらに効率を上げるためには，体温を上げることが必要である．オストランドら（1977）の研究によると筋温が 1℃ 上昇するとエネルギーの利用効率は約 13％ 上昇する．また，パブロフら（1988）の研究によると直腸温度（深部温度）が約 38.7℃ になったとき，身体的能力は約 30％ 増加することが知られている．しかし，これ以上，上昇する

と体温を下げようと発汗や輻射伝道が盛んになり運動効率は悪くなる．
③ メイントレーニング：設定目標を達成するための最も効果的トレーニングを行う．そのトレーニングの中には次の項目が含まれていること．
a 運動の種目：どのような運動をするのか
b 運動の強度：どのくらいの強さに設定するのか
c 運動の量　：強度×回数（時間）の割合は
d 運動の頻度：週に何回・何日ごとに行うのか
④ クーリングダウン：クーリングダウンは運動で疲労，興奮した状態をできるだけ早くもとの状態に戻すことを狙いとして行われる．運動終了後，直ちに休養をとるより，軽い運動を数分間行うことにより疲労した筋肉や精神的興奮状態を速く回復することができる．
a 軽めの運動を施すことにより血液循環を促進させ，疲労物質の除去を早める．
b 運動で硬縮した筋肉を引き伸ばす，或いはマッサージなどで圧迫を加えることにより筋肉をほぐし疲れを速く癒す．また，その後の筋肉痛を軽減させる効果がある．
c 興奮している神経や精神を解除し，気持ちを落ち着かせる作用がある．

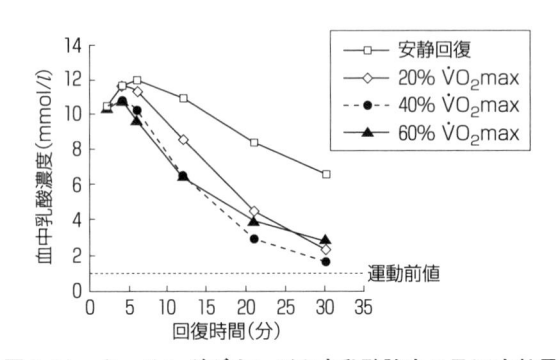

図 6-14　クーリングダウンが血中乳酸除去に及ぼす効果
(出所) 征矢英昭他「これでなっとく使えるスポーツサイエンス」講談社，2002年，p. 5．

d　運動後の吐き気やめまいを防ぐ．
e　怪我や障害があればアイシングを施す．
f　シャワーなどにより筋肉をほぐすとともに，汗やホコリなどを洗い流し清潔な状態に戻す．
⑤ 事後処理
a　実施した内容のチェック．
b　汗の処理，水分の補給など

4）効果の確認

個人差があるが，だいたい2-3カ月でトレーニング効果が現れる．運動内容がよかったかどうか確認の意味で体力測定など行う．

(8) トレーニング実施上の注意

① 器具の安全性を確認する．
　a　留め金が締められているか，セレクトピンを一杯までさしてあるか確認
　b　鎖やワイヤーが擦り切れていないか確認
　c　ベンチなど体重や負荷重量物がかかる所がしっかり固定されているか確認
　d　ウェイと付近に人がいないか確認（特に子供）
② 体のコンディションが優れないときは，軽めにするか，あるいは中止にする．無理をしないこと
③ 飲食直前・直後（2時間）の強いトレーニングは消化の妨げになるから避けること
④ ウォーミングアップ，クーリングダウンは必要に応じて行うこと
⑤ 最初はコンディショニング期間（1-2カ月）を設け軽いトレーニングから始めること
⑥ トレーニングにふさわしい服装を着用すること

⑦ トレーニング中に気分が悪くなったり，胸が苦しいなど異常を感じたら中止すること
⑧ 定期的に健康診断を受診すること

なお，トレーニングをすると一時的に次のような変化が生じる．

 a 血圧の上昇
 b 心拍数（脈拍数）の増大
 c 呼吸数の増大
 d 体温の上昇
 e ホルモン分泌の変化

トレーニングをすると上記のことがおきるので，身体に異常があると，事故の原因になる．定期的なメディカルチェックは健康上からも大変意義のあることであるから受診を心がけよう．

3 トレーニングの方法

（1）運動強度（重量）の決め方

1）基本的な考え方

1回しかできない運動の重量を100％として，何％の重量を運動負荷とするかを決める．

繰り返すことのできる回数と最大重量に対する％の関係

  1　　RM＝100％
 4 - 5 RM＝ 90％
 8 -10 RM＝ 80％
 14-15 RM＝ 70％
  20　 RM＝ 60％

RM：Repetition Maximum（最大繰り返し回数）

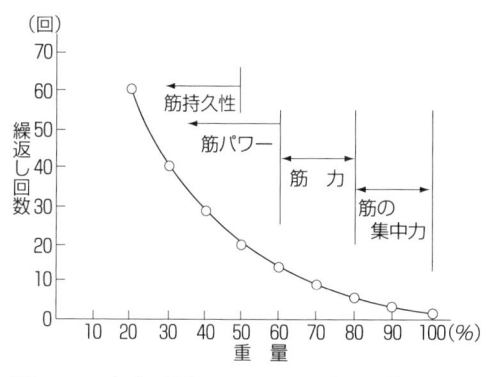

図 6-15　負荷重量と繰り返し回数―プレスの場合（一部 積山加筆）

(出所)　日本体育協会『実践コーチ教本，コーチのためのトレーニングの科学 1』大修館書店，1981年，p. 243.

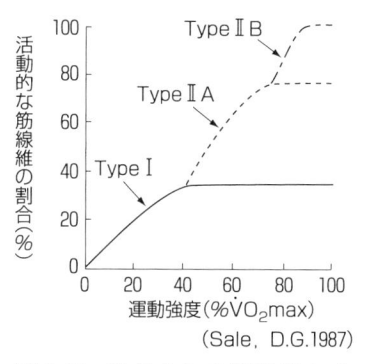

図 6-16　動員される筋繊維タイプと運動強度

(注)　図 4-4 参照.
(出所)　征矢英昭他『これでなっとく使えるスポーツサイエンス』講談社，2002年，p. 160.

2）各種方法
① 筋力を高めるには最大の 80％以上の重量を限界まで繰り返す
② 瞬発力（パワー）を高めるには 15 RM の重量で最大限のスピードで行う
③ 筋持久力を高めるには 20 RM の重量で限界付近まで繰り返す

(2) トレーニングの進め方
1）最大筋力の推定
　10 回繰り返すことの重量を測定し，その測定値を 0.8 で割る
例　80 kg ÷ 0.8 = 100 kg
注意：慣れていない者が急に最大筋力を測定すると危険である．
2）慣れの期間（コンディショニング）
　20 RM（最大重量の 60％）×2 セットを週に 2 - 3 回行う．
① 特に最初は 1 ランク下のウェイト（50-55％ of max）を用いる．
② トレーニングを進める中で筋肉に故障が出ないか確認しながら実施する．
　もしも，どこかに異常が出たらトレーニング負荷を低く設定しなおす．

図 6-17 ヤコブレフの超回復のモデル図

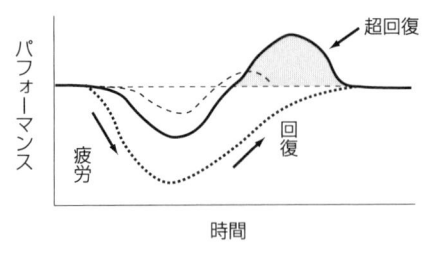

トレーニングによって，身体に生理学的な負荷が与えられると，疲労が生じ，競技力が低下する．トレーニング後に回復をとるとパフォーマンスは改善される．その回復が最適なものであれば，パフォーマンスのレベルをトレーニング前よりも高めることができる．

（出所）征矢英昭他『これでなっとく使えるスポーツサイエンス』講談社，2002年，p. 34.

3) 準備期間

① 筋力アップを狙いとしたトレーニング

10 RM×2セットを週に2-3回行う

② 筋持久力アップを狙いとしたトレーニング

20 RM ×2セットを週に2-3回行う

4) 本格的トレーニング

セット回数を3セット以上できるように取り組む．また，重量負荷や種目も増やしていく．

注意：慣れの期間や準備期間は1カ月から2カ月行って身体を慣らす．また，自分の体調をよく考えて無理なく楽しめるように計画を立てトレーニングを進める．

(3) トレーニングの成果

1) 効果的なタイミング

トレーニングをただすればよいというものではけっしてない．効率よく行うためにはトレーニングをするタイミングがある．トレーニングをすれば初期の段階よりも一時的に能力は疲労等で低下する．しかしこの低下も運動が終われば次第にもとのレベルに回復していく．この回復期において，もとのレベルより高くなる現象が見られ，これを超回復期という．この時期は余り長続きはせずまたもとのレベルに向かって下がり始める．

そこで大切なことは，トレーニングのタイミングということがこれからわかる．トレーニングの後に起こる超回復期の期間を的確に知りこの時期に再びト

レーニングをすれば，次第にトレーニング効果は期待できることになる．しかし，十分回復しない状態でトレーニングを繰り返せば，オーバーワークとなって，やればやるほど疲労がたまり，能力は減退していく．ついには，怪我や障害へとつながってしまう．これらのことやタイミングを考慮してトレーニング計画を立てることが必要である．

図6-18 筋の回復過程のいろいろな状態でトレーニングを行った場合のその効果の差異

（出所）窪田登他『体力トレーニング・ワンポイントコーチ』大修館書店，1996年，p. 131.

2）ディ・トレーニング

トレーニングはこれまで示してきたように，筋力や呼吸循環系機能，血圧低下，糖・脂質代謝改善，免疫機能，骨密度など多くの効果が期待できる．しかし，トレーニングを中止してしまうと，それまでのトレーニング効果はどうなってしまうのか，大変興味ある問題である．ベッドレストとトレーニングの研究によれば，トレーニングなどで培われた最大酸素摂取量も3週間のベッドレストでいずれも低下してしまう．筋肉内の

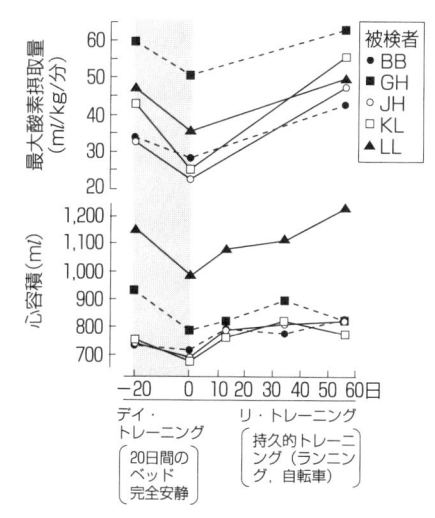

図6-19 ディ・トレーニングおよびリ・トレーニングが持久力に及ぼす効果

（出所）征矢英昭他『これでなっとく使えるスポーツサイエンス』講談社，2002年，p. 25.

ミトコンドリアの酸化系活性酵素は1週間以内に低下するとも言われている．その後，トレーニングを開始すると早い人で10日間，遅い人でも6週間ぐらいでもとの最大酸素摂取量水準に戻る．また，筋力ももちろんその例外ではなく図6-20に示すように，トレーニング期間と頻度により低下もそれぞれ異なる．トレーニング期間が長ければ中止した後は，比較的ゆるやかに低下してい

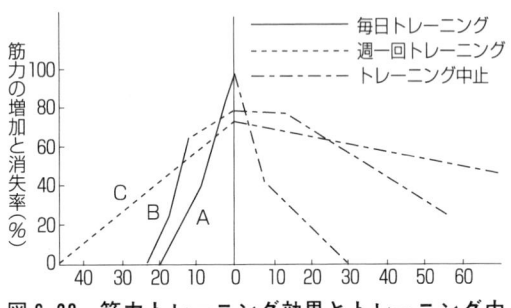

図6-20 筋力トレーニング効果とトレーニング中止後の効果の消失

（注） 短期間のハードトレーニングでの筋力増加率は高いが，トレーニングを中止したとき，その効果は短期間で消失してしまうことがわかります．
（出所） 鈴木正之『間違いだらけのスポーツトレーニング』黎明書房，1997年，p. 207．

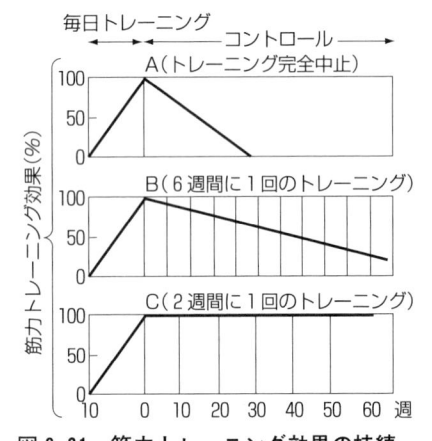

図6-21 筋力トレーニング効果の持続

（出所） 東京大学教養学部体育研究室編『保健体育講義資料』東京大学出版会，1984年，p. 71．

くことがわかる．トレーニング期間が短かった場合は，その効果も短期間の内に消失してしまう．つまり，トレーニングの実施期間とほぼ同じ期間で，その効果が消失すると考えてよい．

図6-21に示すように筋力トレーニングを完全に止めず，2週間に1回のトレーニングをすれば成果が低下することなく維持でき，6週間に1回のトレーニングだと次第に低下していく．これからわかるように，少なくても2週間に1回はトレーニングする必要がある．

3）年齢と筋力トレーニングの可能性

筋力トレーニングは何歳ぐらいが最も効果的であるのかを研究したヘティンガーの報告によれば，男性の場合18-30歳の男性ホルモンが活発に分泌している青年期に最大となる．10代の前半や40代の半ばぐらいまでは約半分の可能性となる．女性に関しては，ホルモンの違いから筋力トレーニングの可能性は男性に比べ低くいものである．これからわかるように筋力トレーニングをしたらかといって筋骨隆々しくなることはまずない．

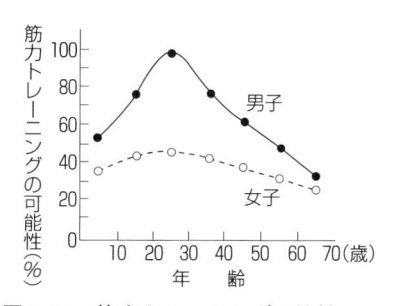

図6-22 筋力トレーニング可能性
（出所）東京大学教養学部体育研究室編『保健体育講義資料』東京大学出版会，1984年，p.66．

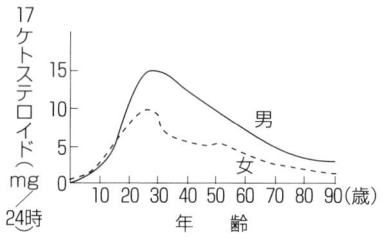

図6-23 17-ケトステロイド排泄量の年齢性による変化
（出所）東京大学教養学部体育研究室編『保健体育講義資料』東京大学出版会，1984年，p.66．

4 トレーニングの分類

(1) 筋力の向上のトレーニング
1) レジスタンストレーニング

レジスタンストレーニングには，ウェイトやマシンなどを利用し筋力の増大を図る．最大筋力の2/3以上の負荷で行う．安全性を考えれば最大筋力の8割程度で10回を3セットで行うとよい．目的に応じて身体各部位のトレーニングを組み込むこともからだをバランスよく発達させることになる．また，最大筋力あたりで行うと，筋力ばかりでなく集中力も高められる．しかし，失敗すると怪我につながる恐れもあるので十分注意する必要がある．

(2) 筋パワー向上のトレーニング
1) プライオメトリックトレーニング

素早くかつパワフルな動作を身に付けるためにジャンプやバウンドなどの動作運動で行う．この目的は，筋や腱に備わっている弾性要素と伸張反射の両方を利用することによって，後に続く動作パワーを増大させることにある．この現象を生理学的に説明すると，筋や腱に急激なストレッチ（伸張）が働き筋腱要素内の弾性エネルギーが増大し，蓄えられる．

この直後に短縮性筋収縮が起こり，これと同時に蓄えられた弾性エネルギーが放出，これらのエネルギー発揮が大きな力を出す．筋の伸張・短縮サイクルや神経筋機能を向上させ，筋パワーを増大させる．

2) レジスタンストレーニング

最大筋力の1/3で，できるだけ速く動かすことによって筋パワーは高まる．筋力の増大やスピードの改善，神経筋機能の向上などに成果が現れる．

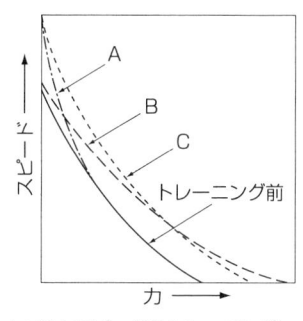

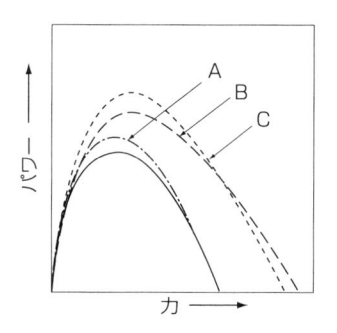

A：最大スピードのトレーニング
B：最大筋力のトレーニング
C：最大筋力の1/3のトレーニングと2/3のトレーニング

図 6-24　力-スピード関係およびパワーに及ぼすトレーニング効果
（資料）　金子公宥『瞬発的パワーからみた人体筋のダイナミクス』杏林書院．
（出所）　東京大学教養学部体育研究室編『保健体育講義資料』東京大学出版会，1984年，p. 87．

(3) スピード向上のトレーニング

1) レペティーショントレーニング

　全力に近い強い運動負荷で運動をし，完全に元の状態に戻るまで休息をとる．運動自体は無酸素的代謝に依存しているため，回復時間はトレーニング時間の4-6倍とる．この成果は，ランニングスピード，ランニング効率，無酸素的代謝に対する耐久性が向上する．

2) スピード＆アジリティトレーニング

　スピードは高速度を達せする能力，つまり，爆発的な力発揮とすばやい動作の切り替え能力である．アジリティは急激的に止まる，方向変化する，そして再び加速させる能力．特に減速することに大きく関与し，減速と加速を反応的に結合させる能力である．この目的には，与えられた時間内でより大きな力を発揮する，あるいは力発揮速度を改善することである．この現象は，筋がまず引き伸ばされそして短縮する．この伸張・短縮サイクルが向上する．また，動的バランス，コーディネーションも改善される．

(4) 持久力向上のトレーニング

1) インターバルトレーニング

最大酸素摂取量の付近で行う持久運動と不完全休息を組み込んだトレーニングで、その時間割合は1:1である。これによる効果は、最大酸素摂取量の増加、及び無酸素性代謝の亢進である。

2) 長時間ゆっくりと長距離を走るトレーニング

LSD（long slow distance）トレーニングと呼ばれ、会話を交わしながら長い距離を走る。効果としては筋毛細血管の発達はもちろん心臓循環系や体温調節機能の向上、筋細胞のミトコンドリアの増加に伴うエネルギー生産能や骨格筋の酸化能の改善、エネルギー源として脂質代謝の促進がある。また、余剰体脂肪の削減に効果があり全身持久力の基幹を作るためにまず最初に取り組みたいトレーニングである。

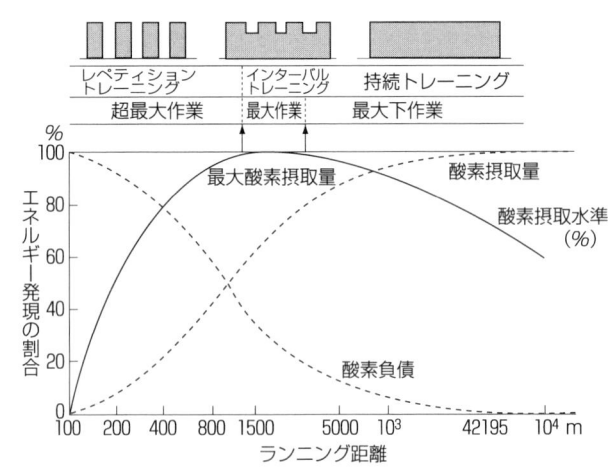

図6-25　ランニング距離とエネルギー発見の割合との関係

(注) ランニング距離とそれに要するエネルギー量を100%とした時の有酸素的エネルギー発現と無酸素的エネルギー発現の割合（%）．（ただし実線は%Vo_2の発現状態）．（一部　積山加筆）．

(出所) 山地啓司『運動処方のための心泊数の科学』大修館書店，1981年，p.152．

3）ファルトレイクトレーニング

自然の地形を有効に使い，軽いランニングやヒルランニング，瞬発的トレーニング，或いは水泳などをトレーニングの中に取り組むものである．退屈で単調な日々のトレーニングの改善に役立つ．

4）レジスタンストレーニング

持久系（有酸素）のパフォーマンスにもレジスタンストレーニングは重要な働きをする．最大酸素摂取量の向上は見られないが運動のパフォーマンスには改善を与える．また，オーバーユースによる障害の予防，障害からの早い回復，筋のアンバランスを軽減する．

(5) 柔軟性向上のトレーニング

1）スタテック（静的）ストレッチング

静的ストレッチはゆっくりした動作から最終姿勢で20-30秒間保持する．このとき筋は弛緩と伸張状態にある．この方法は安全，簡単で覚えやすく，効果的に可動域を広げやすい．しかし過度に行うと筋や接合組織に損傷を招くこともある．効果としては，柔軟性を高めるほか循環を良くし神経の疎通も促進する．

2）バリスティックスストレッチング

反動動作を用いながら柔軟性を高めようとするものである．動作が大きく強くなると筋内の伸張反射も活発に働き，引き伸ばしに対し瞬時に収縮しようとするため筋や結合組織に傷害を招きやすくなる．実施方法を適切にすれば柔軟性を高め有効な手段である．

3）固有受容神経筋促通法（PNF）ストレッチング

リハビリテーションのプログラムの一部として，筋緊張や筋活動の増加した筋を弛緩させるために考案されたものである．方法としてはパートナーを組んで行われ，受動動作と能動動作（等尺性筋収縮や短縮性筋収縮）を組み合わせ行われる．筋の抑制作用が働くために効果が高い．しかし，パートナーを必要とし，

表6-2 ストレッチングの利用方法

ストレッチングテクニック	パートナーの有無		目的別使い分け			呼吸の利用		
	セルフ	パートナー	健康増進	ウォーミングアップ	クールダウン	呼気の利用	深呼吸	呼吸を止めて
バリスティック	○	○		○		○		
スタティック	○	○	○		○	○	○	
PNF		○		○	○	○		○
ダイナミック	○			○				

(出所) 征矢英昭ら『これでなっとく使えるスポーツサイエンス』講談社, 2002, p. 8.

しかもPNFの技法に精通していることが必要である．

　パートナーは対象となるストレッチ部位に対し引き伸ばすように10秒間力を加える（受動動作）．その部位には張りや少し痛みを感じている．次にこの状態で選手は数秒間リラックス．つぎにその姿勢で張りのある部分を等尺性筋収縮もしくは短縮性筋収縮を10秒間する．選手は力を抜き，パートナーは引き伸ばすように力を加えると可動範囲は広がる．

4）ダイナミック（動的）ストレッチング

　バリスティックスストレッチとよく似ているが，動的ストレッチでは反動動作を避け，特定の競技動作に関連した柔軟性を高める方法である．歩行やジョギングの動作中に，伸ばしたい筋と拮抗する筋を意図的に収縮させ，このとき起こる相反性抑制作用により筋が弛緩する．このときの引き伸ばしを狙いとして行うものである．効果としては筋の弾性力，ボディーバランス，神経筋の疎通が速くなるなど動きを滑らかに効率よくする．

（6）イメージ向上のトレーニング

1）イメージトレーニング

　競技の場面を想像し，あたかもその場で競技を行っているかのごとくイメージを描いてみる．このイメージが鮮明になればなるほど技能や技術の獲得が容

易になる．この助けになるのがビデオなどを利用するビジュアルトレーニングである．理想と思われる動作や試技を映像を通して分析しあるいは何度も何度も見てイメージを持つ．これにより動作の固定化を図る．

実際の運動を行う前に行う動作をメンタルリハーサルにより演じてみる．そのイメージのままで実際に行ってみると案外うまくいく．また，イメージトレーニングはメンタルのコントロールの上でも役立つものである．

5 トレーニングにまつわる雑学

ここでは，トレーニングに関係すると思われる諺や古から伝わる俚諺を集めてみた．

磨励はまさに百煉の金の如くすべし 急就は邃養にあらず　菜根譚	自らを鍛える場合，金を精錬するように，じっくりと時間をかけてなければならない．速成ではどうしても底が薄くなる．
速やかなるを欲するなかれ小利を見るなかれ 速やかならんと欲すれば，則ち達せず 小利を見れば，則ち大事成らず　論語	あせらぬこと，そして小利に惑わされるな．あせると仕損じるし，小利に惑わされると大きな仕事をやり遂げることができない．
驥は一日にして千里なるも 駑馬も十駕すれば則ち またこれに及ぶ　荀子	驥は一日に千里を走る優秀な馬のことで，駑馬は鈍才な馬ではあるが十日も走り続ければ，驥の走った距離を行くことができる．
切磋琢磨　詩経	切は獣骨や象牙を切る．磋はそれを磨く．琢は玉や石をのみで削る．磨はそれを磨く．自身・友人同士で学問や人格の向上に努力する

これらはいずれも，天才でなくても努力いかんで自らの才能を開花させることが出来る事をいっている．しかしながら，努力し才能を開花させる前に自らの才能を諦めてしまうことが実に多い．

人間の持てる能力は，運動能力にしろ，学問的能力においては訓練や学ばな

ければその能力を開花させることはできない．

玉琢かざれば器を成さず　人学ばざれば道を知らず 嘉肴ありと雖も食わざれば其の旨きを知らず 至道ありと雖も学ばざれば其の善きを知らず 学びてしかる後に足らざるを知り 教えて然る後に困しむを知る 足らざるを知りて然る後に自ら反みる 困しむを知りて然る後に能く自ら強む　礼記	原石も加工し磨かないと宝石にならないように人も学ばなければ人道を知らない．うまい食べ物があっても食べてみなければうまさがわからないように，よい教えがあっても学ばなければわからない．学んでその後で，不足を知り教えた後に煩悶を知る．不足を知った後自ら反省してみる．煩悶した後に努めて勉強に励む．
他山の石は玉を磨くべし 憂患のことは心を磨くべし　詩経	よその山から出た石ころで，玉を磨き．憂えや患いは自分の心を磨くために用うる．
蹞歩を積まざれば 以て千里に至るなし　荀子	蹞歩とは，一歩前へ進めること．千里の道も一歩を積み重ねていくことによって到達する．
人はすべからく事上に在って磨くべし 　　　　　伝習録	生活や仕事など毎日の実践を通して己を磨け

このように着実に日々の暮らしの中で己を磨き上げることに努めなければならないのではないだろうか．

参考文献

九州大学健康科学センター『健康と運動の科学』大修館書店，1998 年．
嘉戸脩，坂本洋子『心を揺する楽しい授業話題源保健』東京法令出版社，1990 年．
嘉戸脩『心を揺する楽しい授業話題源体育』東京法令出版社，1990 年．
尾崎雄二郎他『角川大字源』角川書店，1992 年．
矢部京之助『疲労と体力の科学』講談社，1989 年．
鈴木正之『間違いだらけのスポーツトレーニング』黎明書房，1997 年．
征矢英昭他『これでなっとく使えるスポーツサイエンス』講談社，2002 年．
東京大学教養学部体育研究室編『保健体育講義資料』東京大学出版会，1984 年．
窪田登他『体力トレーニング・ワンポイントコーチ』大修館書店，1996 年．
根本勇『勝ちにいくスポーツ生理学』山海堂，1999 年．
波多野義郎他『健康づくりのスポーツ科学』同朋舎，1988 年．
宮村実晴，矢部京之助『体力トレーニング〉運動生理学的基礎と応用〈』真興交易医書出

版部，1986年．
中込四郎編著『イメージが見える』道和書院，1996年．
高妻容一『明日から使えるメンタルトレーニング』ベースボール・マガジン社，1995年．
ロバート・S. ワインバーグ，海野孝他訳『テニスのメンタルトレーニング』大修館書店，1992年．
福永哲夫『人の絶対筋力』杏林書院，1978年．
中野昭一『運動の仕組みと応用』医歯薬出版，1980年．
ジェームス・C. R.，ロバート・C. F.，石川利寛監修，村松茂，野坂和則訳『爆発的パワートレーニング　プライオメトリックス』ベースボールマガジン社，1987年．
トマス・R. B.，ロガー・W. E.，石井直方監修，松葉谷勉訳『ストレングストレーニング＆コンディショニング』ブックハウス・エイチディ，2002年．
窪田登監修，覚張秀樹，矢野雅知『競技力向上と障害予防に役立つスポーツPNFトレーニング』大修館書店，1996年．
栗山節郎，山田保『ストレッチングの実際』江南堂，1986年．
安田知明『ストレッチ体操——伸縮運動と動きづくり——』大修館書店，1981年．

第7章
休養に関して

1 休養について

　休養は，栄養や運動と共に健康を維持していく上で大切な要素である．この休養の文字解釈からまず見ていく．「休の解字は意符の人と，音符の（ジウ→キウ＝柔．木の若芽の出た形．とどまるの意＝駐）とから成る．人がとどまる，歩くのを止める意．一説では，かばうの意（＝蓄）で，かばい，さいわい，転じて『やすみ』の意に用いる．また，一説に，人が木陰に憩うの意．」『角川大字源』例えて見えれば，暑い日向を長い時間歩いて木陰を見つけ「やれやれと」腰を下ろして休む場面を思えば理解しやすい．

　日常，勉強や仕事において自覚的に疲労が現れるパターンがある．その自覚症状は，肩こり，目の疲れ，思考の減退，集中できないなどであろう．最も疲

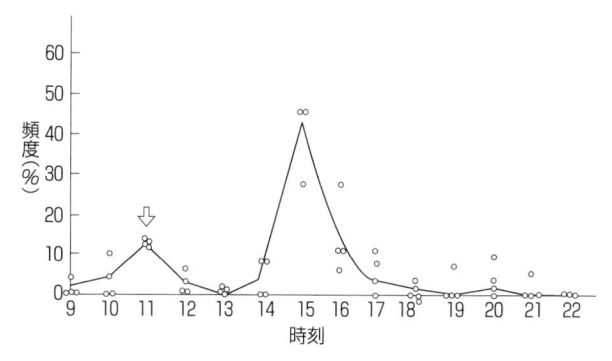

図 7-1　事務作業者がもっとも疲れを感じる時刻

（出所）　大島正光『疲労の研究』同文社，1979年，p. 270.

れを感じる時刻は，午前11時と，午後3時であり，疲労の頻度は午後のほうが午前に比べて高い．これらのことからもわかるように途中で休憩を取ることにより疲労を防ぎ，しかも能率を回復することが期待できる．このとき飲み物や食べ物をとると気分転換ばかりかからだのエネルギー補給にもつながる．

　日本には古来伝わる「点心」と言うものがあるが，これは点開心胸からきており，退屈したとき，くたびれたとき，その一転をうまく捉えて「ホッ」と一息つかせ，蘇生をさせる．つまり，心を点ずる機敏を巧みに捉えることである．諸外国にも同様な習慣があり，欧米諸国においては，ティータイムやコーヒーブレイクがこれに相当し，コーヒーブレイクはコーヒーの香りやカフェインなどにより緊張した場を打ち破り，和やかな雰囲気に導く役目をする．日本流に言うと「おやつ」であるが，甘いものをお茶と一緒にいただく．お茶には，タンニンやカフェイン，カテキンサンなどが含まれており神経をリラックスさせるように働く．また，お菓子など甘いものには，グリコーゲンのもとになる糖質が含まれており，これは体ばかりでなく脳に対するエネルギー補給に寄与し疲労から回復するのに役立つ．

（1）休養法と嗜好品

　休養法として嗜好品を利用することは日常的によく見られる．この嗜好品とはどんなものであるか簡単に触れてみたい．嗜好品はたしなみ（嗜み）このむ（好む）ものという意味である．しかし，嗜み好むことが自分の身体や周りの人の生命を犯すようなものは本来嗜好品といいがたい．嗜好品として代表的に言われているのが，タバコ，酒，コーヒーなどである．これらは精神的な緊張を一時的に解放してくれる効果がある．しかし，習慣的になりやすくしかも量も増える傾向にある．これが体に悪影響をおよぼすことにつながる．タバコなどは，ニコチンという成分が神経を麻痺させ毒素の成分を含有するものであり，本人ばかりか周りの人にも害を与える．喫煙は慢性気管支炎，虚血性心疾患や脳血栓などの循環系疾患などの原因となり，ガンの原因の30％がこれによる．

酒は百薬の長とも呼ばれ，適量であれば善玉コレステロールを増加させ，血液循環がよくなり体が温まる．英語の諺にも Good wine engenders good blood.（よい酒はよい血を作る）また，ストレスの発散にも役立ち心身の健康にもよい．聖人『孔子』も「酒は量なく乱に及ばず」とあるように酒好きであったとみえ，聖人がそうであるなら我もと口実に，これを好いことに飲みすぎると肝臓を痛め，肝硬変になることもあるので注意が必要だ．そう言えば，「酒は狂水の水」とあった．

コーヒーなどの飲みすぎも胃潰瘍の原因となるので心得ておかなければならない．これらを利用する場合，空腹時をなるべく避けることも大切である．

(2) 健康づくりの休養指針

2003年厚生の指標国民衛生の動向の中で「休養には，心身の疲労を回復する『休む』という側面だけではなく，人間性の育成や社会・文化活動，創作活動などを通じて自己表現を図る『養う』という側面もあり，休養の考え方が重要になっている．」と指摘している．

表 7-1 健康づくりのための休養指針

平成 6 年 4 月

① 生活にリズムを
・早めに気付こう，自分のストレスに
・睡眠は気持ちよい目覚めのがバロメーター
・入浴で，からだもこころもリフレッシュ
・旅に出かけて，こころの切り替えを
・休養と仕事のバランスで能率アップと過労防止
② ゆとりの時間でみのりある休養を
・1日30分，自分の時間を見つけよう
・生かそう休暇を，真の休養に
・ゆとりの中に，楽しみや生きがいを
③ 生活の中にオアシスを
・身近な中にも憩いの大切さ
・食事空間にもバラエティを
・自然とのふれあいで感じよう，健康の息吹を
④ 出会いときずなで豊かな人生を
・見出そう，楽しく無理のない社会参加
・きずなの中ではぐくむ，クリエイティブ・ライフ

（2003年厚生の指標より）

（3）休養の雑学

からだや心が休まっていることにより養われる要素とは一体何であるのか．休まるという字の「休」は「やめる」とも読む．つまり，身体的にも精神的にも疲れるようなことから逃れる，あるいは減らすことをすればずいぶん楽しい人生になるであろう．中国古典に「菜根譚」という書物に「人生，一分を減省せば，すなわち一分を超脱す」この世の人生で減らすことを心掛けていれば，それだけ俗世間から抜け出すことができることを説いている．また，他にも「交際を減らせばもめごとから免れる．口数を減らせば非難を受けることが少なくなる．分別を減らせば心の疲れが軽くなる．智慧を減らせば本性をまっとうできる．減じることを考えずに増やすことばかり考えている者には，まったくこの人生をがんじがらめにしているようなものだ」疲れる要素を事前に減らす，または取り除くことに注意を向けることも大切であることが指摘されている．

これと似たようなものとして，「八休」古語があるので紹介してみたい．

消し難きの味は食するのを休め	後味の残る食べ物は食べない
酬い難きの恩は受けるを休め	恩に酬いることができないものは受けない
守り難きの財は積むのを休め	自分で守りきれない財産は蓄えない
釈き難きの怒りは較うを休め	許すことができない怒りは争うのを止める
得難きの物は蓄えるのを休め	得ることが難しい物は収集を断念する
久しくし難きの友は交わるを休め	長く付き合うことのできない友とは交際しない
雪ぎ難きの謗りは弁ずるを休め	弁解できないような謗りは言わない
再びし難きの時は失うを休め	再び繰り返しできない時は失わないようにする

養うということから考えれば孟子が述べているように「心を養うは寡欲より善きはなし」心をよく養うには欲が少ないことが大切である．
この欲も自分さえよければという私的な欲が最もよくない．物欲も止まるところがなく次第にエスカレートしていく．老子が言う「足るを知る」ことがやはり必要である．そうすればずいぶん疲れずにすむことが多いと思う．

2 疲労に関して

(1) 疲労の実態

　仕事やスポーツには疲労はつきものであるが，疲労自体はトレーニング効果を得るうえで必要なものである．しかし，疲労が回復しないとパフォーマンスは低下するし，それが続くと病的な状態に陥っていく可能性がある．一般的に疲労としては，①作業能率・能力が低下する（活動レベルが下がる），②疲労感が現れる．③生理的変化が出現する．疲労はだるいとか重い，辛いなどの症状を伴って現れてくるが，その疲労症状そのものがさまざまな疾患（精神神経疾患，急性感染症の回復期，慢性肝・腎疾患，代謝疾患，内分泌疾患，白血病，悪性リンパその他悪性腫瘍，慢性感染症，貧血，外因性中毒神経筋疾患など）からもたらされるので，それを見極める必要がある．

　ではなぜ休養が必要なのかを生活の中で捉えてみる．体を動かす，働き続けると体のエネルギーが次第に失われついには枯渇する．つまり，車で言えば燃料を使い果たしたガス欠の状態である．動こうにも動かすためのエネルギーがないために動かすことが出来ない状態である．経験をしたことがあるかもしれないが，激しく運動や作業をした場合に筋肉が「攣る」という症状が出てくる．

表7-2　日常生活における疲れが及ぼすからだとこころの変化について

からだの生理・生化学的変化	エネルギー枯渇 代謝産物の蓄積 神経筋調節の失調 自律神経系の失調 分泌系の低下	動作の調整が劣る 反射機能の低下 反応時間の遅延 外分泌（唾液，消化液） 内分泌（ホルモン）
こころの精神学的変化	意欲の欠如 情緒の不安 意識の欠落	脱力感，倦怠感 異常興奮，憂鬱 注意力減退

これは筋肉の中に代謝産物として乳酸が出現し，これを分解処理できなくなり，次第に蓄積されていく．この乳酸がある閾値を超えてしまうと筋の引き攣りが始まり，ついには痙攣により筋収縮ができなくなる．日常生活やスポーツなど巧みな動きを行っている筋肉は，中枢神経の命令に従って神経筋接合部を介して動いている．この神経と筋の接合部の調節機能が次第に疲労により失調をきたしてくる．巧みな動きも次第に乱れ正確さも低下する．

日常生活における車や工場などから出る騒音，公害，また，職場や社会での人間関係などストレスの影響により自律神経の失調やホルモンや各種分泌の異常が起こってくる．これらのストレスは，心に対しても大きく影響をおよぼす．つまり，精神的に情緒や感情のコントロールが失われその結果として意欲の欠如や情緒の不安，意識の欠落などにつながっていく．これらを解決していくためには，休養が重要な役目を果たすことは言うまでもない．日常生活でからだやこころを必要以上に酷使し，あるいは長い間ストレスに暴露されるとやがてある組織や器官の活動や機能低下という疲労の状態になる．

1) ストレスについて

我々の生活にかかわるストレスには，様々なものがある．自然環境としては，寒冷，猛暑，多湿，台風，大水など気象・気候的なものや地震，落雷，津波，土砂崩れなどの自然災害．高山に登る，また，潜水するときに受ける気圧．運動時に生じる運動の強度や持続時間，頻度によるもの．車や工場などから出る騒音や汚染物質，振動，悪臭，汚水など公害問題．病原体の浸入や恒常性の失調など疾病に関したもの．不安，苦痛，苛立ち，悔い，怒り，悲しみなど精神的要素．都市化，情報化，労働環境などの社会問題など実に様々なストレスが存在している．

ストレスが加わると生理的・精神的に機能低下及び不安・危険な状態になる．そこでもとの正常な状態に返そうとホルモン分泌や神経調節，自立神経活動が盛んになる．そしてそれらのストレスに適応していく．しかし長期に渡って続くと抵抗も次第に衰え疲憊してくる．ついには疾病となり，さらに続けば死に

至る．これをハンス・セリエがストレス学説として説明している．

　ストレスが加わるとこれがショックとなりその前半で能力が低下していく．しかしその後半では立ち直り始めていく．この期間を警告反応期という．ストレスがなくなれば回復が進み初期の能力より高まる．しかし，ストレスがさらに長く続くと抵抗期にも限界があり，ついに機能や能力の低下をきたす．この期間を疲憊期という．さらにストレスが加わり続ければついには体の変調や変質につながり，機関や機能の障害・停止が起き，疾病さらに進めば死亡へと移行する．

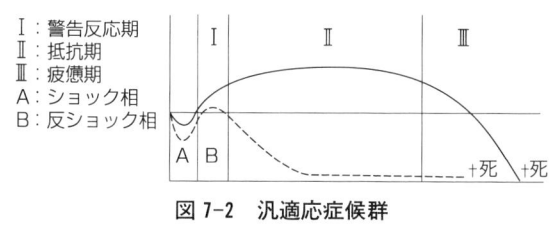

Ⅰ：警告反応期
Ⅱ：抵抗期
Ⅲ：疲憊期
A：ショック相
B：反ショック相

図 7-2　汎適応症候群

（出所）　渡部俊男『生きていることの生理学』杏林書院，1995年，p. 361.

2）男女におけるストレスの影響

　現代社会は，以前に比べだいぶん改善されたとは言えまだまだ男社会である．そのため男性は責任的立場におかれやすく，残業，付き合い（接待）にと無理を強いられ或いはしがちである．これらが自律神経の中枢に刺激として過剰に働き続けた場合，神経性疾患や臓器疾病を併発する．円形脱毛症や胃酸過多，胃・十二指腸潰瘍などが多く見られる．

　女性の場合は，職場で一線に立って活躍している場合もあるが，多くの場合，家庭に留まり，育児や家事に携わることが多い．そのため育児ノイローゼや家庭内や近所とのトラブルなどに巻き込まれてしまいやすい．これらは四六時中同様な生活パターンに伴うストレスによって，自律神経中枢やその近くにある月経中枢にも刺激が加わり不安定な状態になる．これにより自律神経失調症，臓器疾患，生理痛，便秘などに陥りやすい．

（2）疲労と回復の関係

　生活活動場面において一般的には活動により疲れが出てきて作業の効率が悪くなったり，ミスが多くなったりする．つまり，疲労が身体的にも精神的にも現れてくる．通常はここで適当な休憩を取ることにより回復する．しかし，立場によって，あるいは状況によって休憩，休息をとることができない場合もある．この無理な状態を続けていると過労に陥ってしまう．この状態になっても十分な休養や栄養を摂れば元の健康な状態に回復する．このような状況であれば問題ではないが，休養などがとれない場合病気や疾病になってしまう．まだこの段階でも適切な治療を医療機関などで受ければ回復する場合が多い．ところがまだ無理を続けついには死に至る．世間でよく耳にする過労死はまさにこのケースである．これも日本人の気質である勤勉性や忠誠心が影響しているものと思われる．この気質の中で，地位，名誉，富など私利・私欲のための生きがいであるならば是非考え直す必要がある．自分という人間がどんな価値を見出し，何のための人生なのかよく考えて生活をする必要があろう．

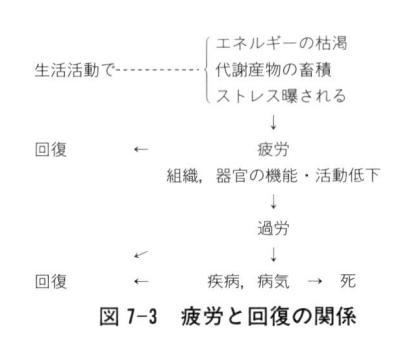

```
生活活動で ┄┄┄┄┄ ┌ エネルギーの枯渇
              ├ 代謝産物の蓄積
              └ ストレス曝される
                      ↓
回復  ←         疲労
           組織，器官の機能・活動低下
                      ↓
                    過労
                      ↓
回復  ←    疾病，病気  →  死
```

図7-3　疲労と回復の関係

（3）疲れたときの対処法

　一般的に生理的疲労は，軽い運動や栄養と十分な休養を取れば回復する．軽い運動とは使用した部位の筋や腱をストレッチする．運動により出た汗や付いたほこりなどをシャワーや風呂で流し皮膚を清潔にしてやる．また，マッサージなどで筋肉をほぐす．

　精神的に疲れた場合には，軽い運動などにより体を揺り動かすこと効果があるといわれている．これはスウィッチが入ったままの状態の神経を切り換えるのに役立つ．また運動により血液循環を促進させ代謝活動を活発にする．これ

を積極的休養法と呼ぶ．

　その他にもアロマテラピー（香り療法），ミュージックセラピー（音楽療法），呼吸法などがある．アロマテラピーは植物の香りで心をリラックスさせたり，体全体の働きを整えたりする．レモンのような柑橘類は気分を軽くしスッキリしたものとなる．ラベンダーには心身の不調和に総合的に効き，ストレスの解消に効果がある．これらを消極的休養法と呼ぶ．

　また，自然環境を利用した休養法として昭和57年林野庁によって提唱されたのが森林浴（Green air bath）である．森林にはからだを癒す様々な作用がある．森林の美しい景観や新鮮な空気は気分を爽快にしてくれる．森の緑は目の疲れをやわらげてくれるし，静寂であることから心の安らぎも得ることができる．飛び交う鳥や昆虫などのかわいいしぐさに心和む．小川のせせらぎや滝も心地よさを与えてくれるばかりか，飛沫からは空気中にマイナスイオンが発生し，この吸入により鎮静作用がある．また，森林には樹木が放散するフィトンチッドがあふれている．これは微生物を排除するための揮発性発散物質であり，殺菌効果もある．また，フィトンチッドは芳香性化合物質であり他のペルテン系物質と共に放散されている．森林はアロマテラピーの役目を担う．

3　睡眠に関して

（1）睡眠について

　健康を維持していくために欠かすことのできないものとして休養が重要なことはすでに述べてきた．この休養の中でも大きくウエイトを占めているのが睡眠である．この睡眠を文字解釈していくと熟睡と安眠から成り立っていると考えることができる．つまり，からだの疲労を改善する熟睡と精神的疲れを癒す安眠との意味をもつ熟語としてみることが出来る．この睡眠は心身の疲労回復はもちろん各種ホルモン分泌に影響を与え成長や発育・発達のために欠かすこ

とが出来ない．また，睡眠とはエネルギー補給の過程である．睡眠状態に入ると，自律神経は交感神経から副交感神経支配へと移行する．体が副交感神経支配になると，心拍数，血圧，筋の緊張などが低下し，体のエネルギー消耗系の活動は抑えられる．これに対して，胃，小腸，大腸などのような消化器系の活動や胃液の分泌など体エネルギー補給系の働きは高まってくる．

　睡眠と覚醒は体内に備わる生物時計によって本来25時間周期で繰り返されているようになっているが，我々の生活時間は24時間が基本として営まれている．足らない1時間は，1日の行動や生理機能のやりくりにより調節している．これらには体温リズムや日の光であることが，睡眠覚醒リズム中で橋本公雄が指摘している．「体温リズムも1日周期のリズムがあり，そのピークは20時前後，最低は朝の4時前後である．一般に体温が下降するに伴い眠気を催し睡眠に入り，体温が上昇するにつれ覚醒してくる．この体温リズムは他の生理機能と密接に関与していることから，体温リズムに合った早寝早起き型の睡眠は最も健康的で快適な睡眠であるといえよう．……睡眠覚醒リズムや体温リズムを含む生物リズムを最も強く規定しているのが光であり……」（九州大学健康科学センター編『健康と運動の科学』大修館書店，1998年）日々の生活の中で睡眠覚醒リズムが調節され繰り返され健康の維持に係りあっている．

（2）睡眠の周期

　ところで睡眠の周期は90分で資質の異なる2つの眠りから成り立っている．1つは「レム睡眠」（REM睡眠）といわれるもので眠りは浅く，その眠っているときに眼球が素早く動く（Rapid Eye Movement）この英語の頭文字をとってレムという．このレム期は一晩に4-5回現れ，このとき脳は目覚めているときの状態によく似ており，このとき夢を見ていることが多い．睡眠を8時間とる人では，レム睡眠は全睡眠時間の20-25％，2時間ぐらいになる．フランシス・クリークによると，このレム睡眠中は日常に得られた情報を整理し，記録を貯蔵するときでもある．レム睡眠中のレムの活動程度と知能の間には相関関

係があることをＰ．クワデンス（ベルギー）が指摘している．また，グルーバーは，精神遅滞児はレム睡眠が少なく，秀才児は一般児よりもレム睡眠が多いことを報告している．

　もう一方は「ノンレム睡眠」で眼球運動が伴わない深い眠りについている．眠りはじめてから20-30分後に睡眠の段階としては3，4の深い眠りに入る．この期間に成長ホルモンの分泌が高まり，組織の成長を促し，タンパク質の合成を促進するよう作用がある．また，身体疲労などの回復期間として働いている．

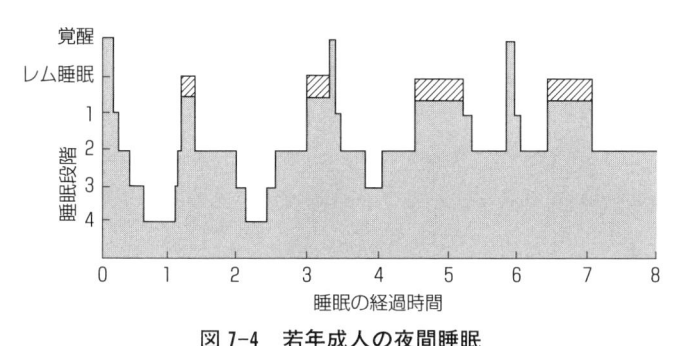

図7-4　若年成人の夜間睡眠

（資料）　Berger, R. J.," The sleep and dream cycle." InA. Lales ed., : *Sleep : physiology & pathology : a symposium*, philadelphia Lippincott, 1969.
（出所）　鳥居鎮夫『睡眠の科学』朝倉書店，1984年，p 66．

　全睡眠時間の初期にノンレム睡眠の深い睡眠が多く，後半にレム睡眠が多く見られる傾向にある．前者が「脳の睡眠」，後者が「からだの睡眠」と呼ばれている．この何回かの周期をうまく経て起きると目覚めがよいといわれている．「寝る子はよく育つ」との俚諺が知られているが，まさにこれを裏ずれるものである．

（3）適度な睡眠とは

　ではどのぐらいの時間が望ましいかというと人様々で，これといった決まった時間はない．したがって8時間眠らなかったから寝不足であるというような

ことはない．人それぞれによって睡眠時間は異なる．睡眠時間には短時間睡眠型と長時間睡眠型に分けることができる．これには性格が大きく関与しており，積極的で物事にこだわらないタイプが前者，消極的でこだわるタイプが後者に多い．また，仕事が順調で，快適な生活を送っているときは往々にして睡眠時間は短く，逆に悩みや心配事，憂鬱で精神的に落ち込んでいるときには長くなる傾向にある．さらに緊張感との関係も指摘され，入学から数週間は緊張で眠気もあまり感じないが，環境に慣れて気も緩んでくるとやたら眠気を感じるようになる．1日の睡眠法としては昼間の居眠りも大いに利用すると脳の疲労回復によいといわれている．

(4) 睡眠時間はどこまで減らすことができるか

　試験が間近に迫り勉強に精出すとき，期限内に提出する書類をまとめる場合に徹夜や短時間睡眠を強いられることがある．これらは，一時的なものである場合が多いが，ではどのくらい睡眠時間を減らすことができるのか調べてみた．睡眠の実験によれば5時間まで短縮しても日中の仕事にミスが生じなかったと報告されている．ところが4時間まで減らすとミスも多くなり，体調不良を訴えるものが多くなった．これからすれば，5時間までは健康にもミスの観点からも問題なさそうである．ところでナポレオンは3時間しか眠らなかったといわれている．そのほかにも3時間しか眠らないという人がいるが，この人を対象とした脳波を24時間続けて記録してみると，夜の睡眠時間は3時間だったが，昼寝や仮眠をとっていて，これらを加算すれば5‐6時間であった．

(5) 健康づくりのための睡眠指針

　厚生労働省は，国民の健全なる日常生活を送るために睡眠は欠かすことができないばかりか，その快適睡眠が次の日の活力となることから「健康づくりのための睡眠指針——快適な睡眠のための7箇条——」を示している．

① 快適な睡眠をもたらす生活習慣
② 睡眠時間は人それぞれ違う
③ 夕食後の飲食に注意
④ 就寝前のリラックスタイム
⑤ 起床時の心がけ
⑥ 午後3時前までの昼寝の奨め
⑦ 睡眠障害は専門家に相談

（6）睡眠の仕方

　よい睡眠を摂るためにはどんなことに注意したらいいか，就寝時と起床時に分けてみていく．まず，就寝時であるが，夕食は寝る3時間前までには食事を終える．そのとき塩分や糖分を摂り過ぎないように気を付ける．またコーヒーやお茶を飲み過ぎないようにする．温かいミルクは快眠につながる．ナイトキャップはほどよい酒の量であれば問題ないが量が過ぎるとレム睡眠を減らし，覚醒を速く起こすことになる．また，軽い体操により緊張感を和らげ，のんびりする時間をとるとよい．仕事や勉強など神経が興奮している場合には軽い読み物やクラシック，軽音楽を聴く．枕読として心豊かになる書物や逆に難しい本を読むと案外眠りに落ちやすい．そういえば，以前脱パンツというのがあった．腹部や下腹部の圧迫を取り除くことでリラックスした状態を作り出す．

　快適な睡眠のためには寝床環境が大きく影響する．その中でも，寝具の種類や形状，寝室の温度や湿度，気流，輻射などの条件，寝巻きなど着衣条件，心身の状態などである．寝床条件として最も快適と感じるものはほぼ温度32-34℃，湿度45-55％の範囲内にある．

　起床時にはどんなことに心掛ければよいかというと，清末期の政治家であった曾国藩が述べている「黎明即起，醒めた後，霑恋することなかれ」夜が明けてきたらサット起き，目覚めた後はぐずぐずするな，これであろうと思う．そのときどうすればよりよく目覚めるか．猫など動物に見られるように全身を伸

ばす．手の指なども伸ばす．手足からだを曲げ伸ばす．ツボを刺激するなど覚醒体操をする．朝日を拝む．これは非常に強い覚醒作用がある．深呼吸を数回繰り返す．軽快な音楽を聴く．コーヒーやお茶などを飲むなどいろいろな方法があげられる．

（7）眠りに関する雑学

眠りに関した熟語を見ると，快眠，惰眠，居眠り，不眠，眠気などある．また，睡眠に関した諺や言い伝えがある．

春の季節になると「春眠暁を覚えず」と惰眠をついむさぼる．猛浩然が作った句でそれに続く言葉は「……処々，啼鳥を聞く．夜来風の声，花落つること知る多少」となっている．

一生の人生を夢物語として諭した李泌の『枕中記』で「黄粱一炊の夢．邯鄲の夢」の話は人の栄枯盛衰を表し実に示唆に富むものである．

西行法師は「世の中を夢と見るみるはかなくも，なお驚かぬ我が心かな」と感動することがなくなったことを嘆いている．

国木田独歩も「驚けない！ はっきりと目が覚めないという悶えに悩む」と詠じている．

眠りに対し反する価値判断をした偉人の言葉が面白い．「眠りは，この世で最も滋養になる饗宴」シェクスピア．それに対し「眠りは，不必要な贅沢．大部分の人は100％眠りすぎており，そのため彼らは不健康になり，能率が落ちるのだ」（エジソン）．

参考文献

九州大学健康科学センター編『健康と運動の科学』137 睡眠と運動，大修館書店，1998年．
嘉戸脩，坂本洋子編『心を揺する楽しい授業話題源保健』東京法令出版社，1990年．
嘉戸脩『心を揺する楽しい授業話題源体育』東京法令出版社，1990年．
鳥居鎮夫『睡眠の科学』朝倉書店，1984年．
尾崎雄二郎他『角川大字源』角川書店，1992年．

矢部京之助『疲労と体力の科学』講談社，1989 年．
安岡正篤『百朝集』関西師友協会，1996 年．
財）厚生協会『国民衛生の動向・厚生の指標』2003 年．
河野友信，田中正敏『ストレス科学と健康』朝倉書店，1988 年．

第8章

疾病に関して

1 疾病について

　健康な状態が崩れてついには疾病・病気になる．まず疾病の漢字的意味について調べてみれば，「疾」は矢に当たって床に伏すことから「やまい」となり，「病」はやまいと丙＝益し加わるの意から病状が益し加わって重くなる（『角川大字源』）．つまり，疾病は病の床に臥して次第に重くなることを意味する．これは徐々に慢性的に悪化していくことを示している．諺に「老来の疾病は，都(すべ)てこれ壮時に招きしものなり（元気盛んな時代に不摂生をかさねれば年を取ってから病気が出てくる）」古より疾病に対する戒めを述べている．また，疾病の範疇には，バクティリアやウィルスなどにより感染により急激に或いは徐々に発症する場合もあるが，体力や免疫力，抵抗力があれば発症はしない．病気とは「気は病から」というように気力が減退したときや緩んだときに病に罹りやすく，実にうまく作られている．受験や重要な資料をまとめているときは，数日間に渡り徹夜や睡眠不足が続く場合でも，緊張感がみなぎっていればほとんど風邪などはひくことはないが，終わって気が緩んだとたん風邪をひいてしまう．つまり，体の生理的状態と外部的誘因そして精神的要因が重なり合って病気が発症する．

2 疾病発現について

（1）疾病発現としての病原

我々人間は病原を含む環境の中に生活している．

人間は病原に対して感受性を持つと同時に，ある程度の抵抗力を持っているのが普通である．これに環境因子が影響を及ぼす．同じく病原もこれを取り巻く環境の影響を受ける．だが人間には環境に適応していく能力もある．このように人間と病原及び環境の間には互いに相互関係がある．これら3つの要因間に平衡が保たれている状態が健康といえよう．従ってこの均衡の破綻は疾病を意味する．多少の病原が存在しても人間の抵抗力が強ければこの疾病は起きないし，また環境条件に応じた抵抗力や免疫力などがあれば疾病の影響を受けない．

病原を大別すると

- 生物病原体……………多くの病原微生物
- 栄養学的病原…………タンパク質，脂質，糖質，無機質，ビタミン，水などの欠乏
- 化学的病原……………栄養素を除いた化学物質，有毒ガス，有害液体，粉塵，食品混合の毒物，腐食性物質
- 理学的病原……………暑熱，寒冷，異常気圧，強度の振動・騒音，機械的圧力
- 心理的・社会的圧力……人間関係における緊張状態や葛藤

（2）疾病発現に対する人体側の要因

人は病原の侵入に対して生体反応を示すのが普通である．皮膚は外部的防御壁として病原の侵入を拒む．呼吸器では鼻毛が機械的に異物を捕らえ，これを通過する微細粒子の大部分は気道粘膜に付着して，繊毛運動によって上昇し，

喀痰とともに排出される．くしゃみ，咳も刺激物を追い出す効果がある．消化管の防御は味覚・嘔吐反応，下痢などである．発熱も多くは感染に対する生体反応である．病原体の侵撃に対する生体防御の第二陣は血液，肝臓，副腎などに備わっている．微生物病原体については白血球の活動やリンパ節における防御，さらには免疫の成立が挙げられる．

健康保持のためには，病原の接近を防ぐように努めなければならない．同時に抵抗力を増大させる努力が必要である．身体運動や規則正しい生活習慣は一般的抵抗力を高めるのに効果がある．

（3）疾病発現の要因としての環境

疾病は生体と取り巻く環境との平衡が敗れた状態である．理学的環境，生物的環境，社会経済的環境に分けることができる．

理学的環境は気候，季節，天候，地理，地質構造などで疾病の発生や分布に大きな影響を与えている．熱帯や寒帯では多発する疾病に特異性がある．また温帯でも季節によって多発する疾病に違いがあり，夏には消化器系伝染病，冬には呼吸器系伝染病や脳卒中などが多発する．春には麻疹が流行したり自殺者が比較的多く，またリウマチ，神経痛は天候によって症状が変化する．

その他地下水によって起こる疾病，強烈な振動・騒音の環境で作業する労働者，鉱山の坑夫などは様々な障害を受けやすい．

生物学的環境とは人間を取り巻く生物の世界で環境は病原体微生物の供給源となり，主として伝染性疾患について問題となる．人間の病原となる微生物は一般に人体内では猛威を振るうが，自然界では抵抗力が弱いのが常である．これらの病原体を空気や飲料水などから見つけることによって，予防的手段を講ずることが大切である．

社会的経済的環境，社会的環境は人間の相互関係にあり，経済的環境は社会的存在上から疾病予防の上で一緒に考えることが適切である．社会経済状態が低いほど疾病罹患率が高く，死亡率，特に乳児死亡率が高い．しかし，社会保

障制度の充実によって，この差はなくなってきている．疾病の発生が経済状態を低下させるのか，経済状態が疾病状態を促すのかは明確ではないが，一般的に貧困な家庭に疾病罹患者が多いことは否定できない．今後は社会保障制度の発展や国や地方財政を豊かにすることで人間を取り巻く環境を特に公衆衛生を改善していくことが重要になってくる．もちろん国民一人一人が疾病に罹る前に健康に関心を持ち積極的な生活を送ることが第一である．

3 疾病の現状

第二次世界大戦後，死因及び疾病構造は急激に変化し，結核，肺炎など感染症疾患から脳血管疾患，悪性新生物（ガン），心疾患にと変わっていった．1970年以降脳血管疾患は次第に減り始め，1980年以降は悪性新生物と入れ替わった．2015年度の悪性新生物，心疾患，脳血管疾患の3大疾患でなくなられた方は国民死亡の約5割を占め，その患者数は67.8万人．内訳は悪性新生物が36.8万人，心疾患が19.6万人，脳血管疾患が11.4万人であった．

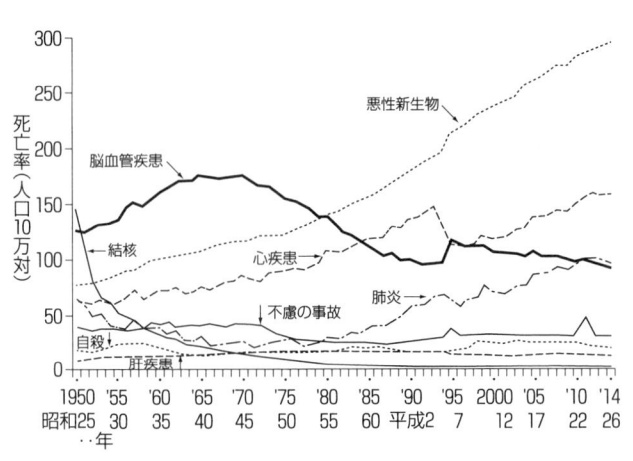

図 8-1　主要死因別にみた死亡率（人口10万対）の推移

（資料）　厚生労働省「人口動態統計」
（出所）　（財）厚生協会「国民衛生の動向・厚生の指標」2017年．

第8章 疾病に関して

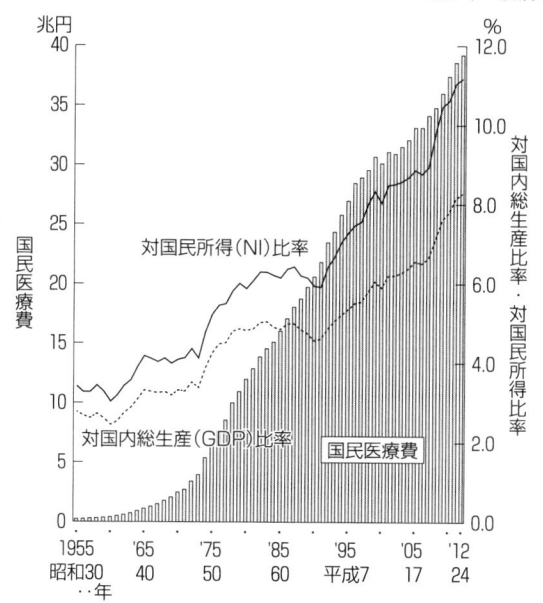

図8-2　国民医療費・対国内総生産及び対国民所得比率の年次推移

(資料)　厚生労働省「国民医療費」
(出所)　(財)厚生協会「図説　国民衛生の動向」2017年.

　医療費については，昭和53年度以降毎年のように1兆円ずつ増え続けており，平成24年度では39兆2117億円になっている．前年度比より6267億円増加している．また，平成12年度が少し落ち込んでいるのは介護保険制度が施行され従来の国民医療費の対象にならなかったものがあったためである．平成24年度一般診療医療費では，循環器系で5.8兆円，悪性新生物3.8兆円，呼吸器系で2.1兆円，腎尿路生殖器系で2.0兆円となっており，これらは一般診療医療費の49％を占めている．

4　生活習慣病

　成人病から生活習慣病に改名．かっては成人病という呼び名で親しまれてい

た．その定義は「成人病とは主として脳卒中，ガンなどの悪性腫瘍，心臓病など40歳前後から急に死亡率が高くなりしかも死因の中で高位を占め，40～60歳位の働き盛りに多い疾患と考えられている」（昭和32年の成人病予防対策協議連絡会の議事録）これらの疾病は，食生活の乱れや運動の不足など慢性的な生活習慣の乱れから来ることが次第に明らかになった．

従来からの予防対策としては3つからなり，一次予防として健康を増進し，発病予防，二次予防として早期発見，早期治療，三次予防として社会復帰（リハビリテーション）である．これまでは二次予防に重点が注がれていたが，止まるところが見えない医療費問題や健康の大切さを見直すために一人一人が生活改善を心がけるようにと一時的予防に重点が置かれるようになってきた．

その見直しの切っ掛けとして，「成人病を改め生活習慣病に」．これは平成8年に厚生省が健康生活の啓蒙を国民に促すために名称変更を行った．それまで40年間にわたって使われてきた「成人病」（40歳前後から死亡率が高くなり，全死因の中で高位を占め，働き盛りに多い疾患．ここ数年，三大成人病，ガン，脳血管障害，心臓病で死因の6割）を調査研究の成果，成人病の発症は幼少からの生活習慣が深く関わっていることが明らかになった．また，食事，運動，喫煙といった日常習慣とも深く関連しており，早急な改善が行われる必要性がある．名称変更で「成人病は先の話」という意識の強い若い世代に健康教育の自覚を促す意味もある．

生活習慣病とは，発症に生活習慣が深く関わっていると考えられる慢性疾患のことである．

（1）悪性新生物（ガン）

悪性新生物は1981年から死因順位の第1位となっている．2015年には37万人を超えさらに増えそうな勢いである．これらに対する研究は様々な方面から試みられている．

　a　遺伝子に関する研究

b　ウィルスによる発ガンに関する研究
  c　発ガン促進とその抑制に関する研究
  d　早期診断技術に関する研究
  e　新しい理論による治療法に関する研究
  f　免疫の抑制機構及び制御物質に関する研究

　これらの研究を官学民あげて取り組んでいる．今後ますます研究は進んでいくと思われるが，国民が定期的に検診を受けたり，平常の生活習慣に注意を払うことが肝要である．特に規則正しい食事や運動を習慣づけ，喫煙や飲酒，不規則な睡眠を避けて免疫力を高めるようにすることである．

（2）心疾患・脳血管疾患

　心疾患には，心筋梗塞，狭心症の虚血性心疾患と慢性リウマチ性心疾患，心不全がある．2015年には全死亡数の15.2％（19万人）を占めていた．心臓病全体では1970年に人口比10万対男子161.7，女性114.5であったが，その後低下し2015年には男性85.5，女性95.2となった．

　脳血管疾患には脳出血，くも膜下出血，脳梗塞があるがこれをまとめて脳卒中という．1980年までの30年間，日本人の死亡原因の1位を占めてきた．その後低下し，1981年から2位となり2011年からは4位となった．脳卒中はかりに死亡を免れても後遺症として障害が生じたり，長期の臥床をしいられる．

　心臓病，脳卒中など全ての循環疾患の共通で最も重要な危険因子は高血圧である．加齢とともに高血圧者の割合が高くなり，60歳以上では20％以上になっている．受療率では全疾患の中で第1位である．高血圧の成因に関しては不明の点が多く，遺伝要因を含めその解明，予防，治療に関する研究の進展が望まれる．食生活に留意し，生活習慣，特に適度の運動習慣を身につけることが大切である．

　心臓病と脳卒中はいずれも第一予防が重要である．また，罹患した場合には速やかなる医療処置が施されれば，早期の回復が望める．仮に障害が残っても

充実したリハビリが施されればかなりもとの状態にまで回復することができる．

5 性病について

性病とは梅毒，淋病，軟性下かん，そけいリンパ肉芽腫症という．性病は性行為によって伝播する疾患という意味から Sexually Transmitted Diseases の頭文字をとって STD と使われることが多い．その他として陰部ヘルペス，B 型肝炎，非淋菌性尿道炎などがあり，さらにエイズも含まれる．

(1) 梅毒

全身の悪質な疾病で，スピロヘータの一種 (Spirochaeta Pallida) が皮膚組織内に侵入して感染する．潜伏期は 2-8 週間で，始めに侵入した場所に小豆大からそら豆大の硬結をつくり（初期硬結），後表面が破れて潰瘍を作ることがある．形は円形か楕円形をしており，色は暗褐色で，周辺は硬い．同時にそけい部のリンパ腺が硬く腫れるが，無痛である．初期硬結後 2-3 カ月位を経過すると，種々の全身症状（梅毒疹，扁平コンジロームなど）を呈する．感染して数年後には方々の臓器に障害が起き，さらに進行すると脳や脊髄が侵される疾病で性病の中では最も恐ろしい．梅毒は 1945 年ころより減少傾向を示したが，残念ながら 1985 年頃より増加傾向にある．

(2) 淋病

淋病が性交などにより尿道に侵入して起こる尿道炎である．潜伏期間は 2-7 日で，その後かゆみを感じ，尿道から黄緑色の膿汁を出し，排尿時に疼痛を訴える．早期に治療をしないと炎症は奥に移って前立腺炎，膀胱炎，副睾丸炎，女性では子宮，子宮付属器などが侵される．時には腹膜炎，関節炎を起こすこともある．淋病は最近では各種の抗生物質ができ簡単に治り，1985 年頃から

減少傾向にある．

（3）エイズ

AIDS（Acquired Immuno Deficiency Syndrome: 後天性免疫不全症候群）はHIV（Human Immunodeficiency Virus: ヒト免疫不全ウィルス）の感染によって引き起こされる疾患である．「HIVに感染した場合，当初感冒様症状を呈することもあるが，多くはほとんど症状なく経過する．感染後6‐8週間で抗HIV抗体は陽性になる．そして無症候性キャリアの状態を数カ月から10年経過した後，発熱，盗汗，リンパ節腫，下痢，体重減少などが起こってくる．この状態をARC（AIDS Related Complex: エイズ関連症候群）という．HIV感染後，5年以内にARCになるのは20-50％（WHO調べ）である．ARCから寛解を繰り返し，免疫不全状態が進み，AIDSに特徴的な症状であるカリニ肺炎，重症のカンジタ症，難治性のヘルペス症，カポジ肉腫などを発症するとAIDSと診断される．

HIV感染はHIVに汚染された血液，精液，膣分泌液などを介して起こる．」
（『国民衛生の動向・厚生の指標』2009年，p.139．）

　a　HIV感染者との性行為
　b　HIVに汚染された血液，もしくは血液製剤の受注
　c　母親がHIV感染者である場合に生ずる母子感染

以上の3つが主ような感染経路である．
①エイズ患者の実態

わが国におけるAIDS患者・HIV感染者の報告数は保健所や医療機関に届出をまとめたものである．平成27年の集計によれば，HIV感染者が1,006人，AIDS患者が428人であった．また，平成22年12月31日現在の累計死亡者数は1,533人であった．年次推移を図8-3に示す．

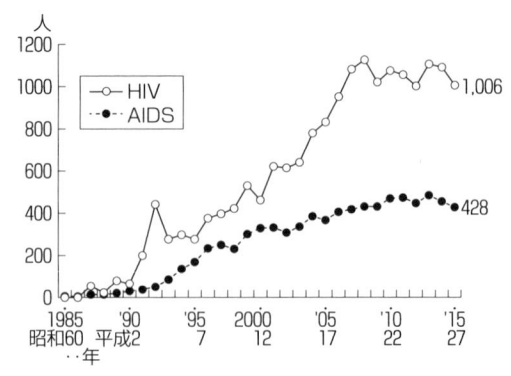

図 8-3　HIV 感染者・AIDS 患者報告数の推移

（注）　報告数は凝固因子製剤による HIV 感染を含まない．
（資料）　厚生労働省エイズ動向委員会
（出所）　（財）厚生協会『国民衛生の動向・厚生の指標』2015年．

6 病に関する雑学

「病になる前に如何に防ぐか」が最も大切なことであることはわかっていても，実行していくとなるとなかなか難しいのが現状である．古の人はどんなことを言い残していたのか古典に学び，少しでも今後に役立てればと思う．

上工は未病を治し	最も優れた医術はなりそうな原因を未然に予防し，また，その根を絶って病気にならぬようにする
下工は已病を治す	下手な医術はなってしまった病気を治すことである

予防医療が大切であることを既に述べており，古人の優れた洞察力を知ることができる．

「医す」ということで面白いのがあるので紹介する．

縦欲の病は医すべし而して執理の病は医し難し　菜根譚	私欲で凝り固まった病は治すことができるが理屈に凝り固まった病はどうすることもできない

私欲の場合もなかなか改まることは少ないのだが，何かのきっかけで心改まることも期待できる．「頑固者」のように自分の考えを一向に変えない者は手の施しようがない．柔軟な考えを持つそのためには，良き師，良き友を持つことが大切である．また，人の話を良く聞いてみることを習慣化すると良い．

五医	五医
欲を少なくして惑いを医す	費を省いて貧を医す
静座をして躁(がさつき)を医す	静座して躁を医す
事を省いて忙を医す	縁に随って愁いを医す
友を択んで迂(にぶき)を医す	茶を煎じて倦を医す
書を読んで俗を医す	書を読みて俗を医す　金蘭生「格言聯璧」

この五医などを心の片隅において時々われ自身に省みれば，ずいぶん心が医され休まるはずである．

各自の人生においてこの一点に気を配れば禍から免れることにつながる．

人生の大病はただこれ一の傲(ごう)の字なり	人生においての大きな病とはただこれわがまま，気ままにする．或いはおごり高ぶるという一字だ
伝習録	
隔の一字は人情の大患なり	隔たり離れるということは人情において大きな患(わずら)いである
呻吟語	
人間万病の根源は「恚」の字にある	人間病気で最も大きな根源としては「怒り恨み」である
素問霊枢	

これに関連した事象として，精神状態と体の反応の関係が面白い．人の精神状態は，喜怒哀楽の感情に大きく左右される．感情は，からだの諸機能に反応し様々な現象を引き起こす．恐怖に直面し顔が青ざめ，驚きのあまり顔面が蒼白になる．恥じらいのために耳が赤く染まるなど感情と色との関係が知られている．これらの精神と肉体との間には非物質的な交互作用があり，肉体に対する情緒の反応を物質化して証明している．情緒反応と発散される成分には以下のような特性がある．

普通の状態揮発物質が固まり……無色に近い物質

苦痛悲哀	……灰色
恥じらい	……淡紅色
怒り	……栗色の滓

呼気ガスを化学的に解析するために，−273℃後悔に冷却し液体空気を作る．これを分析すると上のような関係がある．

1時間の嫌悪の情は80人の人を殺せる毒素を出すという．

> 病は口から入るもの多し
> 禍は口から出づるもの少なからず

食べ物に注意する必要があるし，外から帰ってくれば，うがいの慣行などはウィルスを排除する第一予防である．また，「綸言汗の如し」一度出てしまった言葉は元にかえらない．特に，立場が上になるほど失言は身を滅ぼすことにつながる．

> 老来の疾病は，都てこれ壮時に招きしものなり
> 衰後の罪孽は都てこれ盛時に作せしものなり
> 故に盈を持し満を履むは，君子尤も兢々たり

元気盛んな時代に不摂生をかさねれば年を取ってから病気が出てくる．羽振りのよい時代に無理押しすれば，落ち目になってから酬いを受ける．元気盛んな羽振りのよい時代こそ，いやがうえにも慎重を期さなければならない．順調なときほど調子の良いときほど慎重にやらなければ後でとんでもないことになってしまうということ，これを心の戒めとしてもつ必要性があろう．

参考文献

九州大学健康科学センター『健康と運動の科学』大修館書店，1998年．
嘉戸脩，坂本洋子『心を揺する楽しい授業話題源保健』東京法令出版社，1990年．
尾崎雄二郎他『角川大字源』角川書店，1992年．

安岡正篤『人物を修める』武井出版，1996 年．
(財) 厚生協会『国民衛生の動向・厚生の指標』2015 年．
大阪工業大学体育研究室『基礎体育概論』1998 年．
梅田博道他『健康の科学』朝倉書店，1988 年．
守屋洋『中国古典一日一言』PHP 文庫，2000 年．

第9章
救急処置

　日常生活において健康や怪我にならないようにいくら気をつけていても，ある日当然，急病や事故にあわないとはがぎらない．不幸にもそのようなことになったり，遭遇した場合，適当な応急手当や処置法が施されば，命を取り止めたり，苦痛を軽減にとどめ，外傷や傷害を軽度にとどめ，治癒期間を短縮することができる．そのための応急手当や救急処置法を知っておくことが必要である．これはあくまでも医者が来るまでの，応急的或いは一時的に行われる手当てのことである．

　思わぬ急病や怪我など事故が起こったときには，患者をすぐその場に安静にし，次のことを観察し，必要な処置を行う．

① 大出血しているかどうか．もししているようであれば直ちに止血を施す．
② 意識があるかどうかを確かめる．もしないような場合は，気道を確保する．
③ 呼吸と脈があるかどうか確認する．もしなければ人工呼吸や心臓マッサージを施す．
④ 協力者を募る．連携してこの事態に臨む．
⑤ 野次馬などを遠避ける．
⑥ 保温の確保
⑦ できるだけ早く医者の診断を受ける．

1 一般的応急処置

　火傷の手当は，まず，水などで患部を十分に冷やすことである．冷やすことにより熱により組織破壊を抑えることができ，痛みも軽減する．火傷の状態にもよるが衣服を患部から取り除くかどうかはその状態を見計らって決める．

　凍傷の手当ては，患部をお湯や暖房器具で温めてやる．状態にもよるが患部を摩りマッサージを施してやると血液循環が高まり回復が速まる．暖かい飲食物を与えてもよい．気を付けなければならないことは凍傷で感覚が無くなった患部を暖房機などで温めているとやけどすることもあるので注意しなければならない．

　打ち身の場合は，弾性包帯などを用いて患部を圧迫し，内出血を抑える．これと同時に冷却により血管を収縮させ出血を少なくし腫脹を抑える．冷却にはコールドスプレイや氷，水などを用いる．コールドスプレーは便利であるが注意しないと凍傷の恐れがある．

　出血している場合は，傷口の汚れやばい菌を洗い流す．または消毒するそして傷口を清潔なガーゼや布で圧迫止血する．この止血法は傷口が閉じる方向へ強く圧迫すること．それでも出血がひどい場合は適切な止血点を押えることによって止める．指で止血点を押えることができるのは15分である．直接圧迫や止血点を押さえても止血ができないような場合で，手足の出血は止血帯を使用する（血液の重量は，体重の約8％であるが，この全血液量の1/3‐1/4が失われると危険である）．

2 スポーツにおける外傷と障害

　スポーツの外傷は，衝突，転倒，落下などにより引き起こされ，一般には怪我と呼ばれるものである．症状としては打撲，骨折，捻挫，脱臼など．これら怪我の原因は，怪我の文字が示すよう我を怪しむような行為が背景に潜み，たとえば，不注意，技術の未熟，規則違反によることもあるが，不可抗力により生ずる場合も多々ある．できるだけ早期の手当てや診断・治療が重要である．

　スポーツの障害は，言い換えれば故障であり，投球，テニスのストローク，水泳のバタフライ，ゴルフスイング，ランニングなど同じ動作の頻繁な繰り返しによって起こる「使いすぎ症候群」である．この原因としては，練習内容の不適正，練習の量・質の過多，安全を欠く用具，フォーム，コンディショニング，練習環境などが指摘できる．このため未然に予防対策を立てて臨むことが大切である．

3 外傷に対する応急処置

　外傷に対する救急処置の基本は，損傷直後の安全を確保し，出血や腫脹を抑制し，治療までの期間を長期化させる原因となる瘢痕形成を抑えることにある．原則として損傷直後から24時間以内は"RICE"を行う．48時間以降はむしろ温熱療法に切り替え，血液循環を促進させ，腫脹の軽減を促す．

　まず，損傷後には大切なことは，「今どういう状況・状態であるのか」，また「どうしてなったのか」などを冷静に見きわめ・判断を下し，同時に速やかに安静（Rest）を取らせる．損傷を受けた組織は内出血が起こり腫れや痛みの原因になる．これを最小限に抑えるためには，患部をビニール袋に入れた氷やア

図9-1 RICE

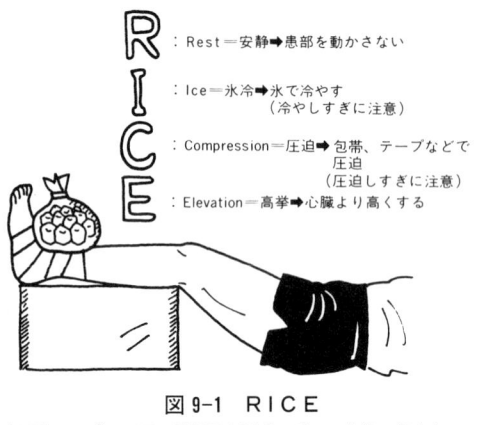

Rest＝安静➡患部を動かさない
Ice＝氷冷➡氷で冷やす
（冷やしすぎに注意）
Compression＝圧迫➡包帯、テープなどで圧迫
（圧迫しすぎに注意）
Elevation＝高挙➡心臓より高くする

（出所） スポーツ医・科学研究所「スポーツ外傷と傷害」ベースボールマガジン社，1991年，p.23.

イスパックで冷やし，また，患部を包帯などで圧迫する．患部を心臓より高い位置に保持することも大切．この方法は図9-1に示したように「RICE法」と呼ばれている．

なお患部を継続的に冷やすときには凍傷になる恐れがあるので，10分から15分ずつ断続的に繰り返しを行う．

（1）創　　傷

創傷の程度から分類すれば次のようになる．
① 皮膚及び皮下組織，毛細血管，小血管の損傷
② やや大きい血管が切れたもの
③ 腱や骨まで損傷のおよぶもの
④ 内蔵の損傷まで伴うもの

応急処置

a　打撲（うちみ）

衝突や打撃など受けた強さにより，皮下出血や組織の間質液流出などにより腫れ始める．もんだり，動かしたりしないでRICEで処置する．

b　擦過傷（すりきず）

転倒したときにできやすく，傷の表面に泥や砂がついていることが多く，これをまず取り除くために清潔な水で洗い流す．この場合痛みを伴うが異物が取り除かれるまで，柔らかいブラシやガーゼで軽くこすりながら洗浄を繰り返す．その後消毒し滅菌ガーゼなどをあてがう．

c　切創（きりきず）

出血や痛みがあるが，傷口を清潔に処置した後，圧迫止血を施し4時間以内に縫合などの外科治療を受ける．

d　挫創，割創，裂創（深い切り傷）

強い外力のため，傷は不規則で，周囲の組織も傷つくことが多いので，見える部分の傷の状態だけで判断しないで，早期に医者にかかるようにする．圧迫止血してとまらないような場合，その患部から心臓に近い止血点を押さえる．それでもだめで出血があるようだと止血帯を使用する．このとき開始時間を書いておく．また30分おきには止血帯をゆるめる．

(2) 捻　　挫（ねんざ）

捻挫は関節の周囲の靱帯や腱が伸ばされただけのものから，靱帯の一部が切れたものや，大部分が切れて関節がうまく動かなくなる重症のものまで，症状は様々である．よく起こるのは足首の捻挫である．足首のうちひねりでは外側の靱帯が，外ひねりでは内側の靱帯が伸ばされ傷められる．捻挫はスポーツではよく見かけられる外傷なので軽く考えられがちであるが，完治するまでの期間が長く，痛みや不安定性などの後遺症が残ったりする．

(3) 突 き 指

突き指は，球技などで指先にボールを当てて起こることが多い．一口に突き指といっても打撲，捻挫，靱帯や腱の損傷，骨折，脱臼など様々な傷害がみられる．典型的な例として，指を突くことにより指先に近い関節が急に曲げられ，この関節を伸ばす腱が切れてしまう．突き指をするとよく指を引っ張っている人がいるが，これは脱臼以外には効果がなく，素人がやるとかえって悪化させることになるのでやらないほうがよい．

(4) 脱　　臼

脱臼を一番起こしやすいのは肩関節である．肩関節の脱臼は，腕を下方へ引

っ張るだけで，はまってもとの状態になることが多い．しかし無理にはめようとすると骨折が起こることがあるので，素人はしないほうがよい．大切なことは，脱臼を戻した後も3週間は三角巾などで固定することである．厄介なことに肩の脱臼は再発しやすいことである．

(5) 骨　折

骨折は，動かさなくても痛むことが多く，ちょっと押さえただけでも激しい痛み，離れたところを叩いても患部に痛みを感じる．しばらくすると腫れてきて，皮下出血のために青あざができてくる．軽いショックで冷や汗が出ることもある．軽い捻挫や打撲と見逃すこともあり，念のためにレントゲンを撮っておくことも大切である．

応急処置としては，出血を伴うときはその手当てを優先する．骨折部位は，その上下の関節を含めて副木（そえ木）を当てて患者が痛くない位置で固定する．内側にタオルや布をはさみ，副木がからだに沿いやすくすると，患部の痛みを軽減させることに役立つ．

(6) 肉 離 れ

筋線維の一部が引き伸ばされ切れたりした状態で，大腿部やふくろはぎに起こしやすい．走っているとき急に大腿の裏などに痛みを覚えて走れなくなったり，運動して数秒間後に痛みが強くなったりする．やがてその部分が腫れて，押さえると傷むようになる．しばらくすると皮下出血のため青アザになることもある．応急処置はRICEが基本だが，患部に力を入れないようにその部分がゆるむ姿勢を取らせるとよい．再発予防には，運動前の十分なストレッチが進められる．

4 救急蘇生法

溺れた人を引き上げたとき，呼吸が停止し，或いは心臓が停止している場合がある．このまま放置しておけば死でしまう．これを防ぐために救命処置を知っておく必要性がある．救命処置として広く行われているのがＡＢＣ救急蘇生法（Aniway, Breathing, Ciruculation restored）である．

（１）気道の確保（Airway）

意識のないときには気道の確保を取るようにしなければならない．意識が無くなると舌の保持ができなくなり，のどの奥を塞ぐ場合がある．また，多量の水を飲み気道が閉鎖しているようなときには，まず水など閉鎖物である水などを取り除いて気道確保する必要がある．その方法は以下の手順で行うとよい．

図に示すように頭を後方に曲げ，あごを上方に突き出す方法や，指を口の中

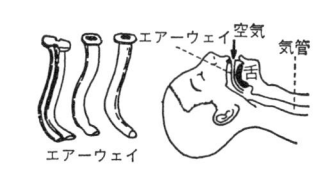

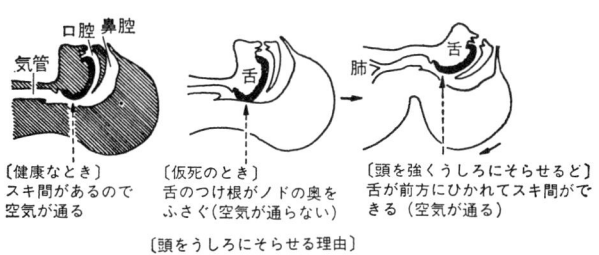

図9-2　気道を開通させる方法

（出所）　幸田彰一他『体力・健康概論』杏林書院，1982年，p.201.

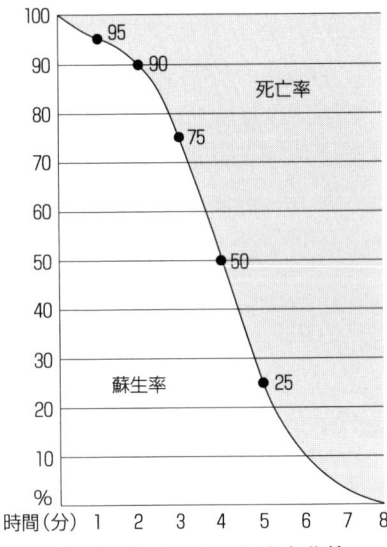

図9-3 ドリンカーの生存曲線

(注) アメリカのドリンカー博士が提示したもの．呼吸が停止したとき、時間の経過と人口呼吸による蘇生率を示している．この曲線を下から読めば蘇生率、上から読めば死亡率が表される．この表でもわかるように、呼吸停止後5分を経過してしまうと100人中75人の人は助からない．人工呼吸は呼吸停止後一刻も早く開始しなくてはならない．

(出所) 幸田彰一他『体力・健康概論』杏林書院，1982年，p.202．

に入れ，あごを引き上げる方法などがある．なお，頭の下に布などを当てて，首を後方にそらしやすくする．

（2）人工呼吸（Breathing）

呼吸が止まってから時間経過と蘇生の関係は図に示されるように処置が早ければ早いほど蘇生する確率が高くなる．呼吸停止後5分を経過してしまうと100人中75人の人は助からない．

そこで人工呼吸が必要になり，その方法は以下のとおりである．

①患者の鼻をつまむ．

②口大きく開けて患者の口を覆い，息を吹き込む．

③上腹部・胸が動くのを確かめながら5秒に1回の割合で繰り返す．

④幼児では口と鼻を同時に覆う．

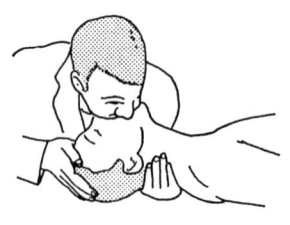

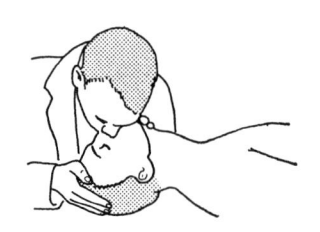

a．口から口へ　　　b．口から鼻へ

図9-4　呼気吹き込み法

(出所) 幸田彰一他『体力・健康概論』杏林書院，1982年，p.203．

（3）心臓マッサージ（Ciruculation restared）

心臓が止まっているときは，気道確保や人工呼吸を施しながら心臓マッサージも同時に実施しなければならない．

成人では両手掌を重ね合わせ1秒に1回の割合で胸骨を圧迫する．5回に1回の割りで人工呼吸を併用する．1人の場合は少し早めの心臓マッサージ15回と人工呼吸2回を交互に繰り返す．

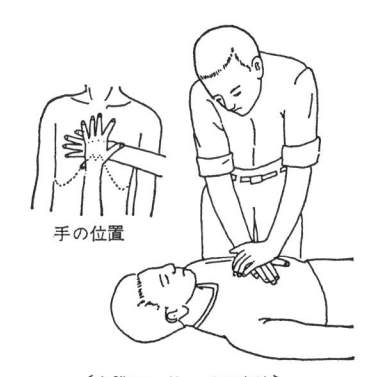

〔心臓マッサージの方法〕
両手をかさねて胸部（下部3分の1）の上におき，体重をかけて，ひじを曲げないで強く押す．速さは1分間に60回ぐらい．

図9-5　心臓マッサージの方法

（出所）　幸田彰一他『体力・健康概論』杏林書院，1982年，p.204．

参考文献

大学保健体育研究会編『保健体育教程』技術書院，1973年．
日本赤十字社『人が倒れたら寝こんだら』講談社，1979年．
幸田彰一他『体力・健康概念』杏林書院，1982年．
嘉戸脩，坂本洋子『心を揺する楽しい授業話題源保健』東京法令出版社，1990年．
（社）京都府医師会スポーツ医学委員会『スポーツ医学の心得』第43回日本体力医学会大会京都府運営委員会，1988年．
市川宣恭『スポーツ指導者のためのスポーツ外傷・傷害』南江堂，1987年．
スポーツ医・科学研究所『スポーツ外傷と傷害』ベースボールマガジン社，1995年．

《著者紹介》

積山　敬経（つみやま　たかつね）
1954年　広島県に生まれる
1980年　日本体育大学大学院体育学研究科修士課程修了
現　在　大阪工業大学情報科学部名誉教授

健康とからだ
――よりよい身体作り――

| 2005年5月20日 | 初版第1刷発行 | ＊定価はカバーに |
| 2022年4月15日 | 初版第7刷発行 | 表示してあります。 |

著　者　　積　山　敬　経 ©
発行者　　萩　原　淳　平
印刷者　　田　中　雅　博

発行所　株式会社　晃　洋　書　房

〒615-0026　京都市右京区西院北矢掛町7番地
電　話　075(312)0788番(代)
振替口座　01040-6-32280

ISBN978-4-7710-1669-9

印刷　創栄図書印刷(株)
製本　(株)藤沢製本

|JCOPY| 〈(社)出版者著作権管理機構　委託出版物〉
本書の無断複写は著作権法上での例外を除き禁じられています。
複写される場合は，そのつど事前に，(社)出版者著作権管理機構
(電話 03-5244-5088, FAX 03-5244-5089, e-mail: info@jcopy.or.jp)
の許諾を得てください。